U0293416

颈肩腰背按摩图解

JING JIAN YAO BEI ANMO TUJIE

第2版

主　编　艾　群　田　燕

副主编　于　强　刘丽红

编　著　(以姓氏笔画为序)

于　涛　马文颖　王红微　白雅君

刘艳君　孙石春　严　春　李　东

李　瑞　何青锋　张　楠　张黎黎

赵　慧　赵明智　赵春娟　胡　畔

夏　欣　郭志娟　曹宝柱　崔　悦

董　慧

河南科学技术出版社

·郑州·

内容提要

本书详细介绍了颈肩腰背部的生理结构和功能,常用颈肩腰背部的按摩穴位、按摩工具和器材,按摩前的准备工作,常见的颈肩腰背部按摩疗法及按摩后不良反应等。为了方便读者操作,书中配有按摩示意图 300 余幅,其方法简便易行、安全可靠,可供基层医务人员和广大群众阅读参考。

图书在版编目 (CIP) 数据

颈肩腰背按摩图解/艾群,田燕主编. —2 版. —郑州:河南科学技术出版社,2019.5
ISBN 978-7-5349-9473-9

Ⅰ.①颈… Ⅱ.①艾… ②田… Ⅲ.①颈肩痛－按摩疗法(中医)－图解②腰腿痛－按摩疗法(中医)－图解③背痛－按摩疗法(中医)－图解 Ⅳ.①R244.1-64

中国版本图书馆 CIP 数据核字(2019)第 039388 号

出版发行:河南科学技术出版社
　　　　　北京名医世纪文化传媒有限公司
　　　　　地址:北京市丰台区丰台北路 18 号院 3 号楼 511 室　邮编:100073
　　　　　电话:010-53556511　010-53556508
策划编辑:焦　赟
文字编辑:李　娜
责任审读:周晓洲
责任校对:龚利霞
封面设计:中通世奥
版式设计:崔刚工作室
责任印制:陈震财
印　　刷:河南瑞之光印刷股份有限公司
经　　销:全国新华书店、医学书店、网店
开　　本:850 mm×1168 mm　1/32　印张:7.5　字数:153 千字
版　　次:2019 年 5 月第 2 版　　2019 年 5 月第 1 次印刷
定　　价:30.00 元

前 言

　　本书内容简明实用,按摩疗法操作简便、疗效好,自出版以来深受广大读者的欢迎。为了满足读者需求,现对本书进行了修订再版,在原版的基础上增补了部分最新内容,使其更加丰富完善。

　　按摩疗法是中医学的重要组成部分,有保健和治疗的双重功效,且操作简单、方便,无不良反应,这些优势已成为当今社会大多数人的共识。历代医家均强调颈肩腰背部健康的重要性,经研究发现,腰背部分布诸多经络穴位,它们与脏腑器官有着十分密切的联系。如果我们经常对颈肩腰背部进行按摩,就等于间接对脏腑进行按摩,不仅能发挥养生保健的作用,也能对急性或慢性疾病起到辅助治疗的作用。

　　"疲劳"只是表象,它背后潜伏的疾病才是人们身体健康的敌人。随着现代社会的不断发展,人们在生活和工作中早已离不开计算机。长期的前倾姿势再加上缺乏运动,给人们的颈肩和腰背部的健康带来很大的威胁,容易导致计算机操作者发生颈椎病、腰椎增生、腰椎间盘突出及坐骨神经痛等。如果能够在闲暇时间进行简单的颈肩腰背部按摩,能有效地缓解局部肌肉紧张,预防和解除颈肩腰背部疾病带来的困扰。

按摩不仅能祛痛、祛病,还能调节神经系统和内分泌系统,提高免疫功能和抗病能力,预防和减少各种疾病的发生。按摩疗法操作简单易行、经济实惠、安全可靠,它不仅可以治疗疾病,亦可以用于早期诊断和预防疾病,适合在各个年龄段的人群中推广普及。

　　本书适用于各类基层医务人员、保健按摩从业人员及大众阅读参考。由于水平有限,不足之处,望广大读者指正。

编　者

目　录

一、颈肩腰背部按摩基础知识

（一）颈椎及腰部对人体健康的重要性

颈椎位于头部、胸部和上肢之间，是脊柱椎骨中体积最小，但灵活性最大、活动频率最高、负重较大的节段，由于承受各种负荷、劳损，甚至外伤，所以很容易发生退变。

腰部是人体脊椎的重要组成部分，既支撑人体又配合各种运动，而且维持体型、体态，保护腹腔脏器。因此一旦腰痛，就会影响人们的日常工作和生活，还会影响情绪，甚至造成心理障碍。所以拥有健康的颈、腰是非常重要的。

近年来，颈肩腰背部的发病率越来越年轻化。调查发现，随着现代人生活、工作方式的变化，白领们遭受"颈椎病"困扰的比例越来越高，其次是腰背疼痛僵直，排在第三位的则是失眠。另外，一些妇女在月经前后、妊娠期、分娩前后、产后哺乳期也常见腰痛，人们在劳动、运动、汽车事故中更容易造成各种损伤。不同程度的椎间盘突出，加上其他因素导致的腰腿痛，已经成为影响和干扰人类生活和工作的重要因素。

（二）颈部的构造

1. 颈椎骨

（1）颈椎骨：颈椎骨由 7 个颈椎构成。第 1、第 2 颈椎间没有椎间盘，故有 5 个椎间盘（图 1）。从侧面看，颈椎呈中段前凸，称为生理前凸（图 2）。

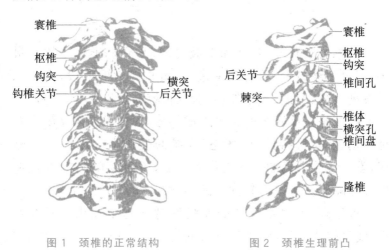

图 1　颈椎的正常结构　　　　图 2　颈椎生理前凸

（2）钩突及钩椎关节：第 3 至第 7 椎体上面呈左右凹陷，在椎体两侧偏后方有向上的钩突。左右两侧包绕着上方的椎间盘，形成滑膜性钩椎关节（图 3、图 5），此关节从左右防止颈椎间盘从侧方脱出。当椎间盘退化变薄时，关节间隙变狭窄，上下椎体触撞或磨损，易增生，导致椎间孔缩小。此时易出现神经、血管等相关症状。

（3）颈椎横突：除第 7 颈椎之外其他颈椎均有如下特点：

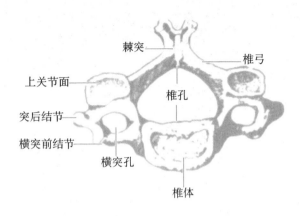

棘突

椎弓

上关节面

椎孔

突后结节

横突前结节

横突孔

椎体

图 3　第 3 至第 6 颈椎(上面观)

横突小,肌肉不发达,有利于颈椎灵活运动;横突有横突孔,第 7 颈椎没有,椎动脉穿过颈椎上 4～5 个横突孔;颈椎上下关节突近水平,利于颈椎做前屈后伸运动,过屈和过伸易松弛至破裂。后关节脱位与该关节松弛有关;颈椎椎根短、椎间孔前后径小,易使神经根和椎动脉受压;颈椎棘突短且分叉,第 7 颈椎长而不分叉,为骨性标志;第 1、第 2 颈椎结构与第 3 至第 7 颈椎不同(图 4、图 5)。

(4)寰枢关节:第 1 颈椎为环状又称寰椎,与第 2 颈椎齿状突构成环齿关节,韧带不强。第 2 颈椎齿突与寰椎构成环齿关节(图 6)。寰枢关节做旋转,同环椎一起运动,以齿突为轴枢,第 2 颈椎称枢椎,棘突长而粗大,头易向左右活动(图 7)。

(5)颈椎生理前凸:颈椎椎间盘前缘高度为后缘的 2～3 倍,这样可使椎间盘适合上、下位椎体的形状,并维持颈椎的生理前凸,椎间盘变性向后脱出,前凸消失甚至变后凸。

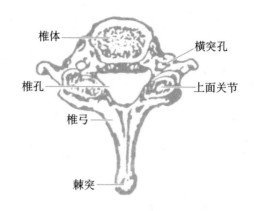

图 4　颈椎骨与椎间盘

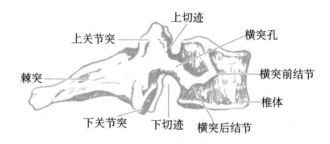

图 5　第 7 颈椎(右侧面)

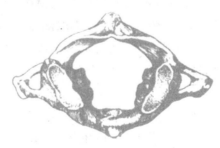

图 6　寰椎(上面观)

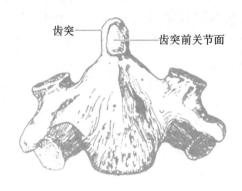

图 7　枢椎（前面观）

（6）颈椎间盘：髓核是胶状物。纤维环由纤维软骨组成，椎间盘外围，纤维在椎间斜行排列成同心环。邻层纤维方向相反。浅层与前纵韧带和后纵韧带融合，深层附着软骨上，中央与髓核融合，周边穿入椎体骨质。

软骨板构成椎间盘的上下壁，与椎体相连。30 岁后，椎间盘变薄，颈椎髓核脱出率为腰椎的 5 倍。

（7）椎间盘功能：椎间盘在韧带的协助下保持椎体紧密相连。第 1、第 2 颈椎间无椎间盘，活动大，第 2 颈椎以下有椎间盘，活动小，稳定；颈椎间盘维持颈椎活动，保持内平衡；椎间盘富有弹力，起缓冲作用。

（8）颈椎韧带

①前纵韧带：起于枕骨，止于第 1、第 2 骶椎前面，是人体最长最厚的韧带。

②后纵韧带：位于椎管前壁，沿椎体后至骶管，颈部后纵韧带较宽，颈椎间盘脱出外侧较多。

③黄韧带：起于椎板前，止于下椎板后上部。

④棘上和棘间韧带:棘上韧带位于浅层,棘间韧带位于深层。颈棘上韧带特别发达,称项韧带,对抗前屈,保持挺直。颈椎项韧带变性多。

(9)颈椎及椎间盘的血供和神经:颈椎的血液供应来自椎间动脉。在椎间孔分背侧支、腹侧支、中间支,还有肌支和滑膜支。

椎间盘供血:血管穿过软骨板到达髓核周围靠渗透供应营养。髓核易脱水、变性。

神经支配:纤维环和髓核无神经,仅椎间盘部纤维环的边缘部,纤维环后缘和后纵韧带受牵张,引起疼痛。

(10)颈椎管:左右径大,前后径小。颈椎椎管狭窄,前后径缩小,易发颈椎病。

2. 颈部肌肉

在解剖学中,颈部被划分为前后两部分,前面的部分是指狭义的颈部或称颈前部,也就是我们一般意义上所谓的颈部,后面的部分则称为项部或颈后部。位于颈后部的肌肉称为项部肌群,又叫项背肌、项肌、颈项肌等;位于颈前部的肌肉则称为颈前部肌群。

根据不同功能,颈部肌肉可分为3组:第1组为控制头颈各个方向的运动并保持其稳定性的肌群;第2组为悬吊上肢并与其运动有关的肌群;第3组为悬吊胸壁并与其运动有关的肌群。

为了保持头颅的体位和它在颈椎上的稳定性,颈部肌肉必须有一部分经常处于较紧张的状态;而另一部分则处于比较松弛的状态,以保持头颅和颈椎的平衡,并控制全身的姿态。姿势不良能影响颈项部肌肉紧张和松弛的正常平衡,因此,在日常工作学习中,应当经常训练保持正确的姿势,可以防止平稳失调,并可预防颈部出现病态反应。

容易忽视的问题是,当上肢提重物时,力量可以经过悬吊上肢的肌肉传递到颈椎,从而使颈椎受到牵拉,增加了颈椎之间的相互压力。颈椎病患者在参加重体力劳动后症状可能加重,与此组肌群的作用有密切关系。

3. 颈脊髓

(1)特点:颈脊髓位于颈椎管内,颈神经根近于水平方向离开脊髓;颈脊髓前后径小,横径大;颈膨大是脊髓最粗的部分,椎管不大,易引发颈椎病;颈脊髓前角特别发达。高颈脊髓与延髓相连,损伤易导致昏迷。

(2)形态:扁圆柱形,上粗下细,颈膨大,位于 C2－T2, C5－C6 最明显。

(3)脊髓结构

①灰质:呈蝴蝶形或"H"状,其中心有中央管,中央管前后的横条灰质称为灰连合,将左右两半灰质连接在一起。灰质的每一半由前角和后角组成。前角萎缩与瘫痪有关;后角与疼痛、温觉有关。

②白质:脊髓的白质主要由上行(感觉)和下行(运动)有髓鞘神经纤维组成,分为前索、侧索和后索三部分。前索主要为下降纤维束,与痛、温、触、压觉有关;侧索被颈椎病累及可误诊为侧索硬化症;后索可被颈椎病压迫脊后动脉所影响。

4. 颈脊髓神经

颈脊髓神经有 8 对颈神经。神经根管很小,是运动、感觉内脏混合神经,其分布如下。

（1）后支：除 C1 外，其余分布于颈、项和枕部皮肤，支配头项半棘肌、最长肌、夹肌及颈深部诸短肌。C1 枕下神经支配椎枕肌。C2－C3 后支支配最长肌、夹肌、半棘肌等。内侧支的枕大神经分布于枕项及耳上皮肤，是头痛和耳面痛的原因。

（2）前支

①颈丛（C1－C4）：与交感神经、副神经、舌下神经等联系。

②颈丛皮神经和膈神经：枕小神经（C2，C3）、耳大神经（C2，C3）、颈皮神经、锁骨上神经、膈神经。

③臂丛（C5－C8 及 T1）：臂丛由四个颈神经及 T1 前支组成。分布于上肢、上胸背、肩胛等处皮肤和肌肉，是最常受累的神经（图 8）。

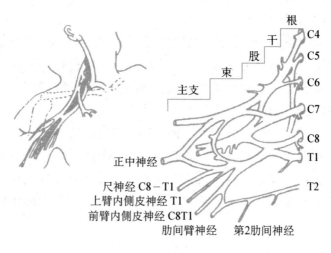

图 8　臂丛

以锁骨为界,可分为锁骨上部和锁骨下部。

①锁骨上部:分支有,肩胛背神经(C5),支配肩胛提肌和菱形肌;胸长神经(C5－C7),支配前锯肌;锁骨下神经(C5),支配锁骨下肌;肩胛上神经(C5,C6),支配冈上肌及冈下肌;肩胛下神经(C5－C7),支配肩胛下肌和大圆肌;胸前神经(C5－T1),支配胸大、小肌;胸背神经(C7,C8),支配背阔肌。

②锁骨下部:位于腋窝内,神经干后束发出腋神经和桡神经;内侧束发出臂内侧皮,前臂内侧皮,尺和正中神经;外侧发出正中及肌皮神经。

5. 椎动脉

椎动脉发自锁骨下动脉,有时来自无名动脉或主动脉弓(图 9)。椎动脉可分为四段:颈部、椎骨部、枕部和颅内部。

(1)颈部:锁骨下动脉发出,前斜角肌痉挛椎动脉受压。颈交感神经干发出交感神经纤维,与其伴行,容易并发椎动脉型颈椎病和交感型颈椎病。

(2)椎骨部:第 2 到第 6 颈神经前支(C6－C1),下部颈椎静脉丛形成椎静脉,经椎动脉前方,与其交叉,入无名静脉。椎动脉发出分支,经椎间孔进入椎管,分前支、后支和中间支,营养脊髓及被膜。颈椎钩椎关节,椎动脉前内

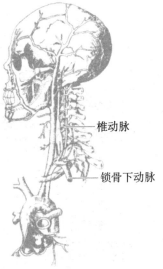

——椎动脉

——锁骨下动脉

图 9 椎动脉

方易受骨赘压迫,使其歪斜,管腔狭窄。椎动脉神经受损可产生椎基底动脉缺血。

(3)枕部:从寰椎横突孔穿出,经枕骨大孔入颅腔。第三段椎动脉受牵拉而狭窄,影响血流的通过而产生头晕等。

(4)颅内部:汇合成基底动脉,主要分支有:脊髓前动脉,供应脊髓前部;小脑后下动脉;脊髓后动脉,供应脊髓后部;内听动脉,供应内耳,病态可出现耳鸣,听力减退。

6. 颈交感神经

颈交感神经中枢在第 1 到第 5 胸节脊髓灰质侧角。其分支到咽、头、颈、上肢的动脉和心脏,随动脉入颅(图 10)。病态可出现视物模糊,平衡失调,指胀和心脏病症。

(1)颈上神经节:C2～C4 有 6 支:颈内动脉神经、颈外动

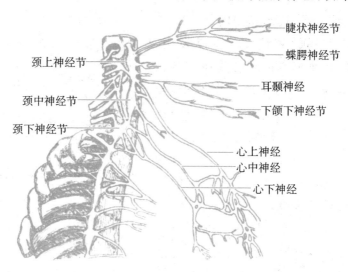

图 10　颈交感神经

脉神经、心上神经、喉咽支、构成咽丛和食管丛。

（2）颈中神经节：颈中神经节发出的分支有心中神经，颈总动脉神经。

（3）颈下神经节：C7 发出神经有心下神经、锁骨下丛、颈交感神经，合并成心脏支，支配心脏。病态可出现心脏症状，心率改变。

（三）腰背部的构造

1. 腰部骨骼

腰背部骨骼是人体的桥梁，它不但强有力地支撑身体，而且还要做各种承重运动，损伤机会多，而且随着年龄的增长会发生退化、脱钙和增生等。

（1）脊柱正位：脊柱的功能是支持体重，维持身体的一定姿势，保护脊髓和胸部内脏器官（图11）。脊椎正直支撑人体，不偏不倚，在活动时可以按需要改变位置，活动后恢复原位。

（2）脊柱侧位：人体的腰椎骨组成向前凸的腰曲，胸椎和骨组成向后凸的胸曲，它们有力地支撑人体，使人体像弹簧一样灵活地运动（图12）。

（3）腰椎骨后面：腰椎骨的后面在腰椎活动时起着十分重要的作用，一方面它们要适应腰部的活动，另一方面也要限制腰部的过度运动（图13）。

（4）腰椎骨侧面：腰椎骨侧面（图14）的结构和图13的视角不同，但作用一致，只要其中一个关节突发生改变或受到过度损伤，就会引起腰痛，甚至活动受限。

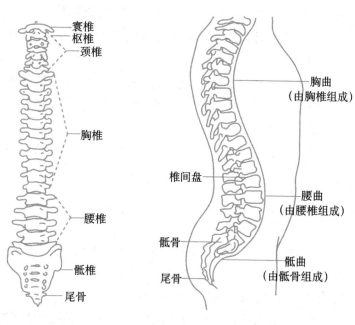

图 11　脊柱正位

图 12　脊柱侧位

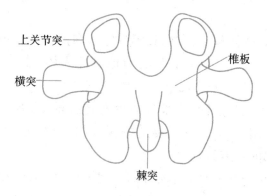

图 13　腰椎骨后面

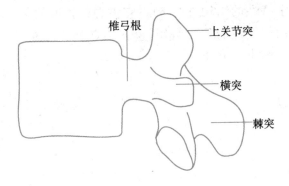

图 14　腰椎骨侧面

（5）骶骨后面：腰骶关节在腰部十分重要，腰骶必须正直，不能偏斜，如因各种先天或后天原因导致偏歪则腰痛不可避免（图 15）。

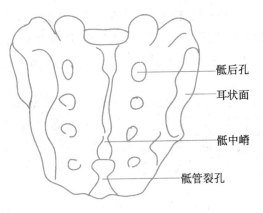

图 15　骶骨后面

2. 椎间盘

（1）腰椎间盘：腰椎间盘位于两个椎体之间，是一个具有流体力学特性的结构(图16)。它占脊柱长度的1/4,是调节腰部活动伸缩性的重要组织,会随着年龄发生退变,故常听到椎间盘突出症之说。

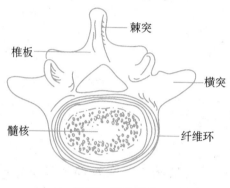

图16 腰椎间盘

(2)椎间盘纤维:椎间盘纤维交错,十分坚韧,它可以承担很大的压力和扭力,但当超过其最大限度时即可发生破裂,严重时中间半流态的髓核突出会压迫腰神经(图17)。

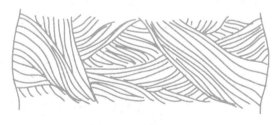

图17 椎间盘纤维

(3)腰神经根受到挤压:如图18所示,箭头所指为腰椎间盘突出时压迫腰神经的情况,此时可引起腰部和腿部疼痛。

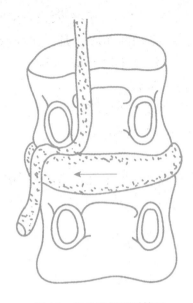

图 18　腰神经根受到挤压

3. 腰部软组织

（1）腰浅层肌：腰浅层肌是腰部活动时最易损伤的部分，很多腰肌慢性损伤常属此类。

（2）竖脊肌：竖脊肌是腰部最重要的使腰椎竖起来的肌肉，它的健康与腰部关系十分密切。故平常应注重保护腰部两侧的竖脊肌。

（3）椎静脉丛：通过椎静脉丛可以看出椎血管的分布是非常丰富的。按摩中的活血作用就是改善腰椎血液循环的过程。

4. 腰背部经络与穴位

人体经络可联系脏腑、沟通内外、运行气血、营养全身。

人体不同的经络上分布着 300 多个穴位,亦称腧穴。例如腰背部督脉和腰背部膀胱经,膀胱经是十二经脉中最长的一条经脉,膀胱经中的穴位也非常重要,此经脉发生异常时,会影响全身,并引发各种病症。

(1)腰背部督脉:督脉的循行路径为:会阴→背部正中线→颅顶→前额→鼻→上唇(图 19)。

督脉总领一身阳气,为阳脉之督纲,故以"督"名之,六条阳经与督脉交会于大椎,督脉有调节阳经气血的作用,故称为"阳脉之海"。督脉主生殖功能,特别是男性生殖功能。

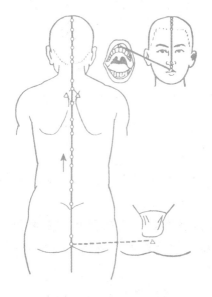

图 19　督脉循行示意图

(2)腰背部膀胱经:足太阳膀胱经简称膀胱经,其循行路径为:目内眦→颅顶正中→竖脊肌→骶后孔→臀沟中点→腘窝→小腿后→外踝外→小趾外端(图 20)。

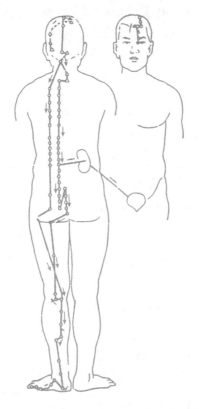

图 20　足太阳膀胱经循行示意图

（四）颈肩腰背部按摩常用穴位

1. 大椎

【定　　位】　在脊柱区，后正中线上，第 7 颈椎棘突下凹陷处。（图 21）

【主　　治】　咳嗽,喘逆,头痛,项强,骨蒸潮热,疟疾,霍乱,中暑,呕吐,癫痫,肩背痛,腰脊强。

【按摩手法】　击、点、按、拍。

2. 陶道

【定　　位】　在脊柱区,后正中线上,第1胸椎棘突下凹陷处(大椎穴旁开2寸)。(图21)

【主　　治】　咳嗽,气喘,头痛,脊强,恶寒发热,骨蒸潮热,疟疾,癫狂,脊背酸痛。

【按摩手法】　击、点、按、拍、捏。

3. 身柱

【定　　位】　在脊柱区,后正中线上,第3胸椎棘突下凹陷处。(图21)

【主　　治】　咳嗽,支气管炎,气喘,身热,头痛,癫痫,后脊强痛。

【按摩手法】　拿、按、揉、点。

4. 神道

【定　　位】　在脊柱区,后正中线上,第5胸椎棘突下凹陷处。(图21)

【主　　治】　咳嗽,气喘,身热,头痛,失眠健忘,中风不语,癫痫,疟疾,腰脊强,肩背痛,肋间神经痛。

【按摩手法】　击、点、按、拍。

5. 灵台

【定　　位】　在脊柱区,后正中线上,第6胸椎棘突下凹陷处。(图21)

【主　　治】　咳嗽,气喘,项强痛,胃痛,脊痛,身热,疔疮。

【按摩手法】 点、按、揉。

6. 至阳

【定　　位】 在脊柱区,后正中线上,第 7 胸椎棘突下凹陷处。(图 21)

【主　　治】 咳嗽,气喘,胸胁胀痛,腹痛,黄疸,腰背疼痛,脊强,身热。

【按摩手法】 按、点、揉。

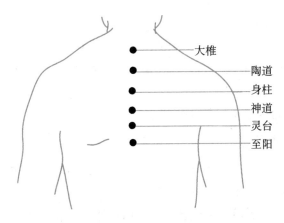

大椎

陶道

身柱

神道

灵台

至阳

图 21　按摩常用穴位图

7. 中枢

【定　　位】 在脊柱区,后正中线上,第 10 胸椎棘突下凹陷处。(图 22)

【主　　治】 胃痛,腹胀,呕吐,食欲缺乏,黄疸,腰背痛。

【按摩手法】 按、点、揉。

8. 脊中

【定　　位】　在脊柱区,后正中线上,第 11 胸椎棘突下凹陷处。(图 22)

【主　　治】　胃痛,腹泻,痢疾,脱肛,便血,黄疸,小儿疳积,癫痫,腰脊强痛。

【按摩手法】　按、点、揉。

9. 命门

【定　　位】　在脊柱区,后正中线上,第 2 腰椎棘突下凹陷处。(图 22)

【主　　治】　头痛,耳鸣,遗尿,尿频,泄泻,月经不调,赤白带下,白浊,遗精,阳痿,早泄,癫痫,惊恐,腰脊强痛,手足逆冷。

【按摩手法】　点、按、揉。

10. 腰阳关

【定　　位】　在脊柱区,后正中线上,第 4 腰椎棘突下凹陷处。(图 22)

【主　　治】　月经不调,赤白带下,遗精,阳痿,便血,腰骶疼痛,下肢痿痹。

【按摩手法】　肘尖按、点、拍、搓。

11. 腰俞

【定　　位】　在骶区,后正中线上,正对骶管裂孔。(图 22)

【主　　治】　腹泻,便秘,便血,痔,脱肛,癫痫,月经不调,腰脊强痛,下肢痿痹。

【按摩手法】　拍、捶、点、按。

12. 长强

【定　　位】　在会阴区，尾骨下方，尾骨端与肛门连线的中点处。（图22）

【主　　治】　泄泻，便秘，便血，痔，脱肛，阴部湿痒，遗精，阳痿，腰脊、尾骶部疼痛，癫狂，小儿惊痫。

【按摩手法】　揉、按。

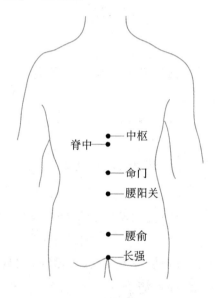

图22　按摩常用穴位图

13. 膏肓

【定　　位】　在脊柱区，第4胸椎棘突下，旁开3寸。（图23）

【主　　治】　咳嗽，气喘，肺结核，健忘，盗汗，遗精，完谷不化，神经衰弱，久病体虚。

【按摩手法】 按、揉、点。

14. 膈关

【定　　位】 在脊柱区,第 7 胸椎棘突下,旁开 3 寸。(图 23)

【主　　治】 食欲缺乏,呕吐,嗳气,呃逆,胸闷,脊背强痛。

【按摩手法】 点、按、揉、弹拨。

15. 魂门

【定　　位】 在脊柱区,第 9 胸椎棘突下,旁开 3 寸。(图 23)

【主　　治】 食欲缺乏,呕吐,肠鸣,泄泻,胸胁痛,胃痛,背痛。

【按摩手法】 按、揉、弹拨。

16. 志室

【定　　位】 在腰区,第 2 腰椎棘突下,旁开 3 寸。(图 23)

【主　　治】 遗精,阳痿,早泄,遗尿,尿频,小便不利,水肿,月经不调,腰脊强痛。

【按摩手法】 按、揉、点。

17. 秩边

【定　　位】 在骶区,横平第 4 骶后孔,骶正中嵴旁开 3 寸。(图 23)

【主　　治】 小便不利,便秘,痔,癃闭,结石,腰骶痛,坐骨神经痛,下肢麻木,下肢瘫痪。

【按摩手法】 点、按。

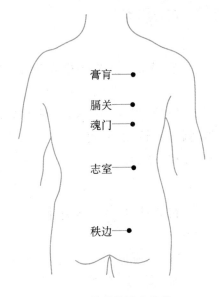

图 23　按摩常用穴位图

18. 大杼

【定　　位】　在脊柱区,第 1 胸椎棘突下,旁开 1.5 寸。
(图 24)

【主　　治】　头晕,目眩,头痛,发热,咳嗽,喉痹,项强,肩胛痛。

【按摩手法】　拿、按、揉、点。

19. 风门

【定　　位】　在脊柱区,第 2 胸椎棘突下,旁开 1.5 寸。
(图 24)

【主　　治】　咳嗽,气喘,风寒,感冒,头痛,项强,胸背疼痛,呕吐,水肿。

【按摩手法】 按、揉、点。

20. 肺俞

【定　　位】 在背部,第3胸椎棘突下,旁开1.5寸。(图24)

【主　　治】 发热,咳嗽,鼻塞,胸满逆喘,咳血,喉痹,盗汗,骨蒸潮热,胸闷心悸,脊背疼痛,皮肤瘙痒。

【按摩手法】 按、揉、点。

21. 厥阴俞

【定　　位】 在脊柱区,第4胸椎棘突下,旁开1.5寸。(图24)

【主　　治】 咳嗽,呕吐,呃逆,心痛,胸闷,胸胁痛。

【按摩手法】 按、揉、点、弹拨。

22. 心俞

【定　　位】 在脊柱区,第5胸椎棘突下,旁开1.5寸。(图24)

【主　　治】 心痛,心悸,气喘,咳嗽,失眠,健忘,癫狂,痫证,盗汗,肩背痛。

【按摩手法】 按、揉、点、弹拨。

23. 督俞

【定　　位】 在脊柱区,第6胸椎棘突下,旁开1.5寸。(图24)

【主　　治】 心痛,心悸,胸闷,腹痛,腹胀,肠鸣,呃逆,寒热,气喘。

【按摩手法】 点、按、揉。

24. 膈俞

【定　　位】　在脊柱区,第7胸椎棘突下,旁开1.5寸。(图24)

【主　　治】　气喘,咳嗽,心痛,心悸,呕吐,呃逆,吐血,便血,潮热,盗汗。

【按摩手法】　点、按、揉、弹拨。

25. 肝俞

【定　　位】　在脊柱区,第9胸椎棘突下,旁开1.5寸。(图24)

【主　　治】　头痛,眩晕,目眩,目昏,黄疸,胃病,胁痛,癫狂,痫证,颈项强痛,腰背痛,月经不调,闭经,痛经。

【按摩手法】　按、揉、弹拨。

26. 胆俞

【定　　位】　在脊柱区,第10胸椎棘突下,旁开1.5寸。(图24)

【主　　治】　黄疸,口苦,胃痛,呕吐,胸胁痛,肺痨,潮热。

【按摩手法】　按、揉、弹拨。

27. 脾俞

【定　　位】　在脊柱区,第11胸椎棘突下,旁开1.5寸。(图24)

【主　　治】　腹胀,腹泻,痢疾,呕吐,便血,黄疸,水肿,胃痛,背痛。

【按摩手法】　按、揉、弹拨。

28. 胃俞

【定　　位】　在脊柱区,第12胸椎棘突下,旁开1.5寸。(图24)

【主　　治】　腹胀,腹泻,痢疾,肠鸣,呕吐,消化不良,胃痛,胸胁痛。

【按摩手法】　按、压、揉。

29. 三焦俞

【定　　位】　在脊柱区,第1腰椎棘突下,旁开1.5寸。(图24)

【主　　治】　腹胀,腹泻,痢疾,肠鸣,呕吐,水肿,肾炎,遗尿,腰背强痛。

【按摩手法】　揉、点、按。

30. 肾俞

【定　　位】　在脊柱区,第2腰椎棘突下,旁开1.5寸。(图24)

【主　　治】　耳鸣,耳聋,遗尿,小便不利,遗精,阳痿,月经不调,痛经,水肿,腰膝酸痛。

【按摩手法】　按、揉、点、擦、推、搓。

31. 气海俞

【定　　位】　在脊柱区,第3腰椎棘突下,旁开1.5寸。(图24)

【主　　治】　腹胀,肠鸣,痔漏,月经不调,痛经,崩漏,腰痛,腰膝酸软。

【按摩手法】　按、揉、点、擦、推、搓。

32. 大肠俞

【定　　位】　在脊柱区,第4腰椎棘突下,旁开1.5寸。(图24)

【主　　治】　腹痛,腹胀,肠鸣,腹泻,痢疾,便秘,腰痛,遗尿。

【按摩手法】　点、肘尖按。

33. 关元俞

【定　　位】　在脊柱区,第5腰椎棘突下,旁开1.5寸。(图24)

【主　　治】　腹痛,腹胀,腹泻,小便不利,遗尿,尿路感染,腰痛。

【按摩手法】　揉、点、按。

34. 小肠俞

【定　　位】　在骶区,骶正中嵴旁1.5寸,横平第1骶后孔。(图24)

【主　　治】　腹痛,腹胀,腹泻,痔,疝气,小便不利,遗尿,腰腿疼痛。

【按摩手法】　揉、点、按。

35. 膀胱俞

【定　　位】　在骶区,骶正中嵴旁1.5寸,横平第2骶后孔。(图24)

【主　　治】　小便不利,遗尿,遗精,阳痿,腹痛,泄泻,便秘,痢疾,腰脊强痛。

【按摩手法】　揉、点、按、搋。

36. 上髎

【定　　位】　在骶区,髂后上棘与正中线之间,正对第1骶后孔处。(图24)

【主　　治】　大小便不利,月经不调,带下,阴挺,子宫脱垂,不孕,遗精,阳痿,腰痛,膝软。

【按摩手法】　拍、捶、点、按。

37. 次髎

【定　　位】　在骶区,髂后上棘内下方,正对第2骶后孔处。(图24)

【主　　治】　疝气,月经不调,痛经,带下,小便不利,遗精,腰痛,下肢痿痹。

【按摩手法】　拍、捶、点、按。

38. 中髎

【定　　位】　在骶区,次髎下内方,正对第3骶后孔处。(图24)

【主　　治】　便秘,泄泻,小便不利,月经不调,带下,腰痛。

【按摩手法】　拍、捶、点、按。

39. 下髎

【定　　位】　在骶区,中髎下内方,正对第4骶后孔处。(图24)

【主　　治】　腹痛,腹泻,便秘,小便不利,白带过多,痛经,便血,腰痛。

【按摩手法】　拍、捶、点、按。

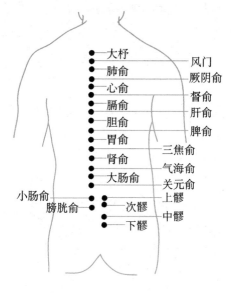

图 24　按摩常用穴位图

40. 肩中俞

【定　　位】　在脊柱区,第 7 颈椎棘突下,后正中线旁开 2 寸。(图 25)

【主　　治】　咳嗽,气喘,目昏,落枕,肩背疼痛,颈项强急。

【按摩手法】　击、点、按、拍、捏。

41. 定喘

【定　　位】　在脊柱区,横平第 7 颈椎棘突下,后正中线旁开 0.5 寸。(图 25)

【主　　治】　咳嗽,哮喘,支气管炎,落枕,荨麻疹,肩背痛,肩周炎,上肢疼痛不举。

【按摩手法】 拿、按、揉、点。

42. 肩井

【定　　位】 在肩胛区,第 7 颈椎棘突与肩峰最外侧点连线的中点。(图 25)

【主　　治】 头项强痛,肩背疼痛,坐骨神经痛,中风,乳痈,脚气。

【按摩手法】 拿、按、揉、点、捏。

43. 天髎

【定　　位】 在肩胛区,肩井与曲垣连线的中点,肩胛骨上角骨际凹陷处。(图 25)

【主　　治】 肩臂痛,颈项强痛,胸中烦满。

【按摩手法】 拿、按、揉、点。

44. 秉风

【定　　位】 在肩胛区,肩胛冈中点上方冈上窝中。(图 25)

【主　　治】 肩胛疼痛,上肢酸麻疼痛,肩臂不举。

【按摩手法】 拿、按、揉、点。

45. 天宗

【定　　位】 在肩胛区,肩胛冈中点与肩胛骨下角连线上 1/3 与下 2/3 交点凹陷处。(图 25)

【主　　治】 肩胛疼痛,肘臂疼痛,风湿痛,上肢瘫痪,气喘,乳痈。

【按摩手法】 按、揉、点。

46. 肩贞

【定　　位】 在肩胛区,肩关节后下方,臂内收时,腋后

纹头直上 1 寸。（图 25）

【主　　治】　肩臂疼痛,风湿痛,手臂不举,瘰疬,耳鸣。

【按摩手法】　按、揉、点。

47. 曲垣

【定　　位】　在肩胛区,肩胛冈内侧端上缘凹陷中,臑俞与第 2 胸椎棘突连线的中点处。（图 25）

【主　　治】　肩胛拘急疼痛,肩臂麻木。

【按摩手法】　按、揉、点。

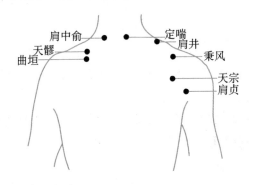

图 25　按摩常用穴位图

（五）腰背部按摩的常用手法

1. 拇指平推法

拇指平推法是指以一手或两手拇指端或面着力于治疗部位,其余四指并拢作为支点,助拇指用力按经络或顺肌纤维方向直线推动。（图 26）

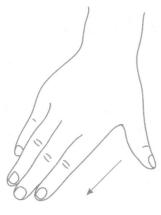

图 26　拇指平推法

【手法要领】

（1）按摩前应先在治疗部位涂抹少量润滑类介质，使皮肤有一定的滑润度，利于操作，以免推破皮肤。

（2）从一点推向另一点时用力要均匀。

（3）从一点推向另一点时速度要均匀，一般每分钟平推80～120下。

（4）对从一点推向另一点途中需要加重手法刺激的某穴位可配合按揉或按压等手法。

【功效主治】

具有活血化瘀，解痉止痛的功效。常用于缓解颈、肩、腰、腿痛和脘腹胀满等症。

2. 掌平推法

掌平推法是以掌根着力于治疗部位，沿经络循行路线或沿肌肉纤维走行方向推动。（图 27）

【手法要领】

（1）按摩前应先在治疗部位涂抹少量润滑类介质，使皮肤有一定的滑润度，利于操作，以免推破皮肤。

（2）若需要增大压力，可

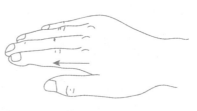

图 27　掌平推法

用另一只手重叠缓慢推进。一般可连续操作5～10遍。

（3）从一点推向另一点途中需要加重手法刺激的某穴可

配合按揉或按压等手法。

【功效主治】

具有舒筋通络,消积和中的作用。常用于腰背酸痛、积食、便秘等症。

3. 拳平推法

拳平推法是以一手握拳,食指、中指、无名指和小指并拢屈曲,以指尖关节部着力,沿肌肉纤维方向缓慢推动。(图 28)

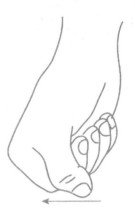

图 28 拳平推法

【手法要领】

(1)按摩前应先在治疗部位涂抹少量润滑类介质,使皮肤有一定的滑润度,利于操作,以免推破皮肤。

(2)此法是平推法中刺激较强的手法,一般连续操作3～5遍,对耐受较弱者可减少操作次数。

(3)对从一点推向另一点途中需要加重手法刺激的某穴可配合拳尖刺激。

【功效主治】

具有理筋解痉,活血止痛的功效。常用于风湿痹痛、肌肉劳损等症。

4. 分推法

分推法是按摩者以两手拇指或多指按压在施术部位,然后向两侧相反方向分开推动的方法,又称为“分法”。(图29)

【手法要领】

(1)运用本法时,两手用力要均匀、柔和、协调。一般分

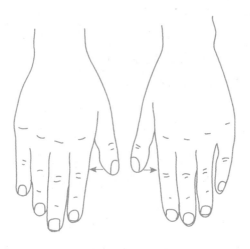

图 29 分推法

推 20～30 下。

（2）按摩时既可直线移动，也可以沿体表做弧形推动。

【功效主治】

具有消积导滞，疏通经络，行气活血的功效。常用于胃肠功能紊乱等。

5. 拇指直推法

拇指直推法是以一手或两手拇指指腹或面着力于治疗部位，沿经络走行方向或与肌肉纤维平行的方向，保持一定压力单方向推动，此法是按摩起始和结束的手法。（图 30）

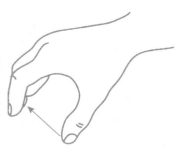

图 30 拇指直推法

【手法要领】

(1)用拇指桡侧缘做单方向的直线推动。

(2)要沿着经络走行方向或与肌肉纤维平行的方向直推。

(3)注意指甲不要刮伤皮肤。

【功效主治】

具有消瘀散结,疏通经络的功效。常用于肌筋膜痉挛、肌肉拉伤、局部疼痛等症。

6. 全掌直推法

全掌直推法是术者以全手掌着力于治疗部位,五指微分开,腕部挺直,以单掌、双掌或双掌重叠加力做单方向推动。(图 31)

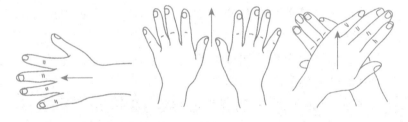

图 31　全掌直推法

【手法要领】

(1)无论是单掌还是双掌叠掌直推,都要以手掌着力于施术部位。

(2)要沿着经络走行方向或与肌肉纤维平行的方向直推。

【功效主治】

具有理筋活血,消积导滞的功效。常用于脾胃不和、肾虚、肌肉拉伤等症。

7. 掌根直推法

掌根直推法是指术者手背上翘，五指伸直，用单手或双手掌根着力于治疗部位直推的按摩手法。如需加力可双掌重叠。（图32）

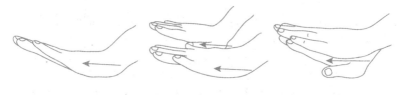

图32　掌根直推法

【手法要领】

（1）无论是单掌还是双掌叠掌直推，都要以手掌着力于施术部位，且五指分开。

（2）要沿着经络方向或与肌肉纤维平行的方向直推。

【功效主治】

具有舒筋活血，开胸利膈的功效。常用于内脏功能失调、急性扭伤等症。

8. 鱼际直推法

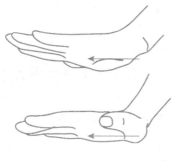

图33　鱼际直推法

鱼际直推法是指术者五指并拢，手腕伸直，以大鱼际或小鱼际为中心，肘部灵活屈伸，以鱼际着力向前推动的按摩手法。如需增加力度，可以另一手压于施术手上。（图33）

【手法要领】

(1)直推时注意五指并拢,且手腕要灵活。

(2)要沿着经络走行方向或肌肉纤维平行的方向直推。

【功效主治】

具有理筋活血,调经镇痛的功效。常用于局部疼痛、肌筋膜痉挛等症。

9. 肘直推法

肘直推法是指术者屈曲肘关节,以肘尖着力于施术部位,沿经络或肌肉纤维走行方向进行直线单方向推动的按摩手法。(图 34)

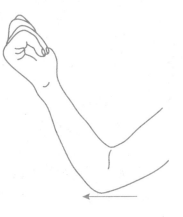

图 34　肘直推法

【手法要领】

(1)此法是直推法中刺激性最强的手法,因此施术时要严格控制手法的力度。

(2)要沿着经络走行方向或肌肉纤维平行的方向直推。

【功效主治】

具有活血化瘀,解痉镇痛的功效。常用于气滞血瘀,急性扭伤等症。

10. 拿法

拿法是指用拇指和食指、中指,或用拇指和其余四指做相对用力,在一定部位和穴位上进行一紧一松的提捏。操作时,力要由轻到重,不可突然用力,动作要和缓、连贯。(图 35)

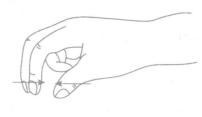

图 35 拿法

（1）拿捏动作应持续而有节奏，一般每分钟拿捏30～50次。

（2）拿捏时拇指与其余四指相对用力，用力由轻到重，切勿拧伤皮肤。

（3）腕部要放松灵活，用指面着力。

【功效主治】

拿法发热刺激较强，具有通经活络，散寒祛邪，顺气活血的作用。常用于新陈代谢功能紊乱、肌筋膜粘连、食滞气郁、脖颈酸痛、颈椎病等症。

11. 指按法

指按法是指用拇指指面或以指端按压体表，或双拇指重叠，以一指指腹按压体表的一种按摩手法。（图 36、图 37）

【手法要领】

（1）拇指按压的方向要垂直向下，或双拇指重叠，一指指腹按压在施术部位。一般每穴按压30～50下。

（2）操作时应注意用力由轻到重，不要滑动，应持续力度，使穴位和其他疼痛部位产生温暖、舒适、酸胀等感觉，切忌用迅猛的暴力。

（3）按压结束时，不宜突然放松，应逐渐递减按压力量。

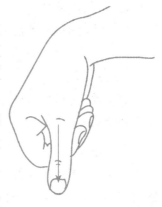

图 36 单拇指指按法

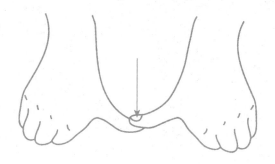

图 37　双拇指重叠指按法

【功效主治】

具有解痉、舒筋活络、改善血液循环等作用。常用于疼痛、小便量少或癃闭等症。

12. 掌按法

掌按法是指全掌或掌根着力于体表一定部位后用力向下按压，可单手或双手重叠按压。（图 38、图 39）

【手法要领】

（1）按压后要稍停留片刻，再重复按压，使按压既平稳又有节奏感，一般每秒按压 1 下，每个部位按压 30～50 下。

（2）为增加按压力量，在按摩时可将双肘关节伸直，身体略前倾，借助部分体重向下按压。

【功效主治】

具有疏通经络、解痉止痛的功效。常用于腰背疼痛、脊柱侧弯、脘腹疼痛等症。

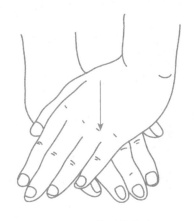

图 38　双掌重叠按法

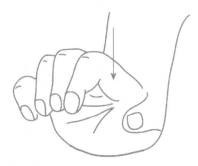

图 39　单掌根按法

13. 肘按法

肘按法是指屈肘,用肘尖代替手指和掌,着力于体表部位进行按压的一种方法。(图 40)

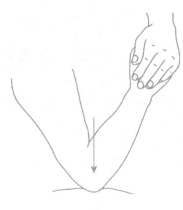

图 40　肘按法

【手法要领】

(1)应垂直方向按压,不要滑动,一般每个部位按压30～50下。

(2)注意用力由轻到重,应持续有力,持续数秒钟,逐渐放松。

【功效主治】

具有疏松肌筋,温中散寒,调和气血,理筋正复的功效。常用于治疗腰背疼痛、肌肉酸痛等症。

14. 指摩法

指摩法是指用食指、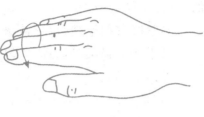
中指、无名指面附着于一
定的部位上,以腕关节为
中心,连同掌、指做节律
性的环旋运动。(图41)

图 41　指摩法

【手法要领】

(1)手指并拢,腕微弯曲。掌指关节及诸指间关节自然
伸直,以食指、中指、无名指及小指的中节和末节指腹贴附于
施术部位的皮肤上。

(2)用腕和前臂的协调运动带动手指螺纹面在所需治疗
部位做顺时针或逆时针方向的环旋摩动。

(3)指摩法宜稍轻快,每分钟摩动约120下。

【功效主治】

具有解痉止痛,温经散寒的功效。常用于疼痛,痉挛等
症。

15. 掌摩法

掌摩法是指用掌面附着于一定部位上,以腕关节为中
心,连同前臂做节律性的环旋运动。(图42)

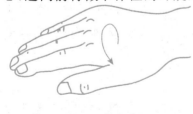

【手法要领】

(1)腕关节微背伸,诸手
指自然伸直。腕关节自然放
松,贴附于施术部位。

(2)以前臂和腕的协调
运动带动手掌在所需治疗的

图 42　掌摩法

部位上做顺时针或逆时针方向持续、连贯、有节奏的环旋摩动。

（3）掌摩宜稍重缓，每分钟摩动 80～100 下。

（4）手法应轻柔，压力应均匀。

【功效主治】

具有宽胸理气，健脾和胃，活血散瘀的功效。常用于咳嗽、胸闷、脘腹胀痛、外伤肿痛等症。

16. 指揉法

指揉法是指以指腹吸定在施术部位，做轻柔、和缓的旋转揉动，带动皮下组织的按摩手法。（图 43）

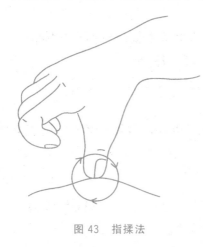

图 43　指揉法

【手法要领】

（1）以手指进行旋转揉动，着力要均匀、连贯，由轻到重，逐渐扩大范围。

（2）旋而不滞，转而不乱，揉而浮悬，动作深沉，作用面积小而集中。

（3）旋揉要有节奏感，一般每分钟揉 80～100 下。

【功效主治】

具有舒筋活络，解痉止痛，松解粘连等功效。常用于治疗肌肉痉挛、肿痛、肌筋膜粘连等症。

17. 掌揉法

掌揉法是以掌根或鱼际部位吸定于施术部位，腕部放松，以肘为支点，前臂旋转摆动以带动腕部做轻柔和缓的旋

揉动作。可以鱼际或掌根进行此法的操作。（图 44、图 45）

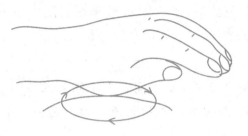

图 44　鱼际揉法

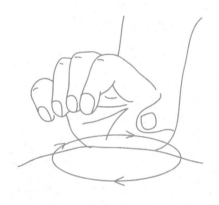

图 45　掌根揉法

【手法要领】

（1）要吸定施术范围持续进行揉动,手不要离开被按摩者的皮肤,进行紧揉、慢移的操作。

（2）揉法要有节奏,按顺时针或逆时针方向揉动,一般每分钟按揉 50～60 下。

【功效主治】

具有舒筋活络，温经散寒，改善血液循环，消肿止痛的功效。常用于治疗肿痛、胸闷岔气等症。

18. 擦法

擦法是以指腹或掌指面着力于施术部位，触于皮表，顺肌纤维方向，往返推擦或摩擦，使产生一定热量的方法。（图46）

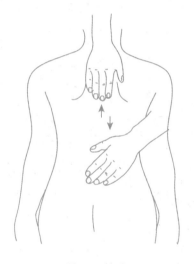

图46 擦法

【手法要领】

（1）术者手腕伸直，使前臂与手掌面处于同一平面，以手的掌指面或鱼际贴附于施术部位皮肤，稍用力下压，以肩为支点，上臂做主动运动，带动手做均匀的上下或左右的往返直线摩擦移动，以局部皮肤微红为度。

（2）擦法动作要稳，不论横擦或直擦均应在一条直线上，不能忽快忽慢。擦时往返距离要拉长,以免往返距离太短容易擦伤皮肤,且动作要连贯持续。

(3)压力要均匀适中,不可忽浮忽沉,以不使皮肤起褶皱为宜。术者肩部要放松,屈时内收,做到发力于臂,蓄劲于腕,动作平稳而有节奏感。

(4)擦法与摩法在动作上是有联系的,擦法为直线往返移动,摩法则为环旋移动,所以擦中兼摩,摩中兼擦。在临床上擦法常作为最后使用的手法,操作3~5分钟即可。

【功效主治】

具有调和气血,舒筋活络,健脾和胃,祛风散寒,镇静安神,舒展肌筋的功效。常用于体虚乏力、脘腹胀痛、月经不调、腰背风湿痹痛等症。

19. 拇指指端点法

拇指指端点法是指手握空拳,拇指伸直并紧靠于食指中节,用拇指指端点按治疗部位,逐渐垂直用力下压的按摩手法。(图47)

【手法要领】

(1)垂直用力,固定不移,由轻到重,稳而持续,一般点50~100下即可。

(2)向下点压时拇指指腹紧贴食指中节桡侧,以免因用力而扭伤拇指间关节。

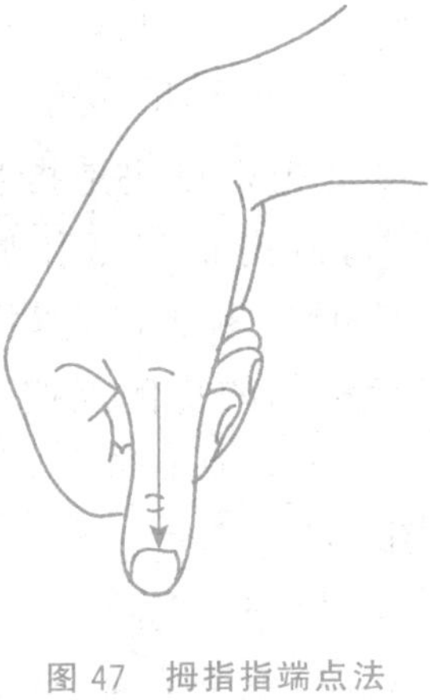

【功效主治】

图47 拇指指端点法

具有通经活络,消积破结,调和阴阳,点血开筋,补泻经气的功效。常用于肿痛、痉挛、风寒等症。

20. 屈食指点法

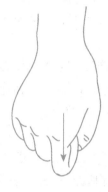

图 48　屈食指点法

屈食指点法是指屈食指,以食指第一指关节突起部点按体表治疗部位,逐渐垂直用力按压的按摩手法。(图 48)

【手法要领】

(1)按摩时可用拇指末节内侧缘紧压食指的指中部,以增加力度,一般操作50~100 下即可。

(2)点法是由按法衍化而来,具有着力点小、刺激强、操作省力、着力深透的特点,术中切忌暴力施术。

【功效主治】

具有通经活络,消积破结,调和阴阳,点血开筋,补泻经气的功效。常用于肿痛血瘀、痉挛等。

21. 屈拇指点法

屈拇指点法是指术者拇指屈曲,以拇指端抵住屈曲食指中节的外侧缘,用拇指指尖关节突起部的桡侧点按体表治疗部位,逐渐垂直向下用力按压。(图 49)

【手法要领】

(1)点按要有节奏,不要忽快忽慢,每秒点按 1 次。

(2)点法力度要由轻渐重。

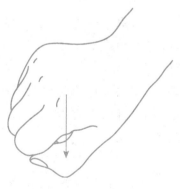

图 49　屈拇指点法

(3)拇指指间关节突起部的桡侧要对准穴位。

【功效主治】

具有通经活络,消积破结,调和阴阳,点血开筋,补泻经气的功效。常用于肿痛血瘀、外感风寒、肌筋膜痉挛等症。

22. 肘尖点法

肘尖点法是指术者屈肘,用突出的鹰嘴部分点在某一部位上,借助体重点压的按摩手法。肘尖点法为强力点法,多用于肌肉丰厚部位和肥胖者。(图50)

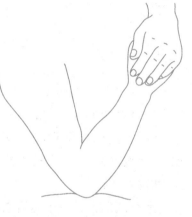

图50 肘尖点法

【手法要领】

(1)垂直用力,固定不移,由轻到重,稳而持续,一般操作50~100下即可。

(2)点法是由按法衍化而来的,具有着力点小、刺激性强、操作省力、着力深透的特点,术中切忌用暴力施术。

【功效主治】

具有通经活络,消积破结,调和阴阳,点血开筋,补泻经气的功效。常用于肿痛血瘀、痉挛麻痹、阴阳失衡等症。

23. 捏法

捏法是按摩者以手指对合,着力于施术部位或穴位上进行反复交替对捏的按摩手法。(图51)

【手法要领】

(1)操作时,术者的肩和手臂要自然放松,用腕部的力量

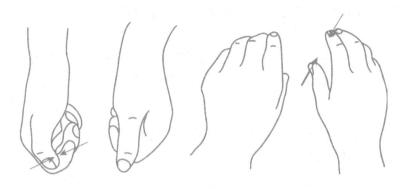

图 51　捏法

带动手指端螺纹面或手掌,顺施治部位的外形轮廓做一松一紧的相对捏紧操作,一般每分钟捏 60～80 下。

(2)手法要求做到刚中有柔,柔中有刚,灵活自如,不可呆滞,并按经络穴位及机体的形态捏挤。

【功效主治】

具有疏通经络,行气活血,促进血液循环的功效。常用于促进萎缩肌肉的恢复及消除肌肉酸胀,可主治肢体麻木、肌肉萎缩无力、腰腿酸痛、肩背酸痛、局部劳损等病症,此法还常用于小儿捏脊,可治小儿消化不良。

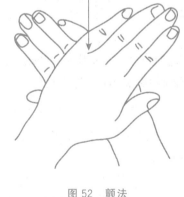

图 52　颤法

24. 颤法

颤法是以手掌及掌指或双手重叠自然伸直着力于施术部位,用腕部做急剧而细微的撮动。(图 52)

【手法要领】

(1)术者以单手的手掌及掌指或双手重叠自然伸直平放于施术部位,稍施压力与施术部位贴实,将力贯注于施力的手及臂部,用腕力连同臂部做左右急剧而细微的摆动(摆动的速度要快,幅度要小),摆而滞为颤。

(2)在施用颤法时,以腕的自然而有节奏的颤摆使施术部位产生温热、舒适、松弛的感觉,此法常与振法合用,一般每分钟颤 80~120 下。

【功效主治】

具有除积导滞,理气活血,开导放松的功效。常用于胸腹郁闷、肌筋膜粘连等症。

25. 拍法

拍法是指手指自然并拢,掌指关节微屈,用虚掌平稳而有节奏地拍打患部。(图 53)

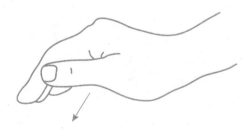

图 53　拍法

【手法要领】

(1)食指、中指、无名指和小指要并拢,平放于拍打部位,以皮肤微红为度,一般以 3~5 分钟为宜。

(2)顺肢体或肌筋的方向,于施术部位进行拍打。

【功效主治】

具有调和气血,营养经络的功效。常用于外感邪气、肢体痉挛疼痛等。

26. 搓法

搓法是指用双手掌心夹持肢体对称用力,做前后搓动并使肢体随之转动。操作时双手用力要对称,搓动要快,移动要慢。(图54)

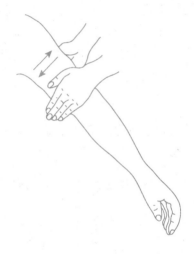

图 54 搓法

【手法要领】

(1)搓动时双手动作幅度要均等,用力要对称。

(2)搓揉时频率可快,但在体表移动时要缓慢,一般情况下搓 3～5 分钟即可。

(3)双手夹持肢体时力量要适中。夹持过重,则搓不动,夹持过轻,则搓不到。

【功效主治】

具有舒筋活血，温经散寒，消肿止痛的功效。常用于治疗气滞血瘀、肌筋疼痛等症。

27. 叩法

叩法是指五指微屈，用五指指端击打。操作时腕关节放松，双手交替或同时进行。（图55）

【手法要领】

（1）按摩者两手半握拳呈空拳，以腕部屈伸带动手部，用掌根及指端着力，双手交替叩击施术部位，或以呈空拳的小指及小鱼际的尺侧叩击施术部位。

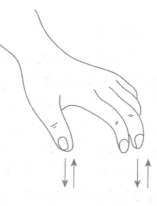

图55　叩法

（2）或者以双手掌相合，掌心相对，五指略分开，用小指及掌的尺侧叩击施术部位。

（3）手法应持续有序，手腕灵活，动作轻快而富有弹性，用力均匀而柔软，手法熟练叩击时可发出有节奏的"啪、啪"声响，一般情况下，每分钟叩50～80下。

【功效主治】

具有通经活络，祛风散寒，舒通经脉的功效。常用于头晕脑涨、心神不宁、寒气瘀滞等。

28. 搋法

搋法是指由腕关节的屈伸和前臂的旋转带动空拳搋动。操作时手法吸定的部位要紧贴体表，不能拖动，辗动或跳动。压力、频率、摆动幅度要均匀，动作要协调而有节律。注意手

臂、肩膀尽可能放松,肘关节微屈约 120°。(图 56)

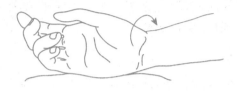

图 56 滚法

【手法要领】

(1)术者以手掌背部近小指侧着力于施术部位,掌指关节略屈曲,通过腕关节的主动屈伸带动前臂外旋和内旋,使手背小指侧在施术部位连续不断地来回滚动,反复操作。

(2)前臂旋转与腕关节屈伸的动作一定要协调。即前臂旋前时,腕关节一定要伸展,以小鱼际肌为着力部位;反之,在前臂旋后时,腕关节一定要屈曲,以第4、第5掌骨的背侧为着力部位。如此在体表部位上持续不断的来回滚动。其滚动频率为每分钟 120~160 下。

(3)术者躯体要正直,不要弯腰屈背,不得晃动身体。

(4)术者肩部放松,上臂与胸壁保持 5~10 厘米的距离,上臂千万不可摆动。

(5)术者肘关节微屈,约呈 120°。

(6)滚法突出的是一"滚"字。忌手背拖来拖去、摩擦移动、跳动、顶压及手背撞击体表治疗部位。

(7)手指均需放松,任其自然,不要有意分开,也不要有意握紧。

【功效主治】

具有温经散寒,缓急止痛的功效。常用于风湿酸痛、肌肤麻木、肢体瘫痪、运动功能障碍等症。

29. 掐法

掐法是指用指甲按刺穴位。操作时要取准穴位,为避免刺破皮肤,可在重掐部位覆盖一层薄布,掐后可轻揉局部以缓解疼痛。(图57)

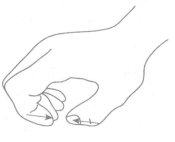

图57 掐法

【手法要领】

(1)术者以单手或双手拇指端甲缘,将力量贯注于指端,着力于体表的施术部位或穴位上长按而掐之。

(2)或两指同时用力抠掐,但不刺破皮肤。手指垂直用力按压,用力由轻到重,不能抠动。

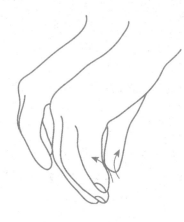

图58 提法

(3)掐后常继以按揉,以缓和刺激,减轻局部疼痛感。

【功效主治】

具有开窍醒神,兴奋神经,温通经络的功效。常用于头晕眼花、精神萎靡等症。

30. 提法

提法是指双手对按而向上提或双手按于施术部位,以寸劲儿向上提或垂手拿起的手法。(图58)

【手法要领】

(1)手法由表及里,持续着力,四指同时施力,缺一不可。

(2)按摩时用力宜轻,忌用暴力。动作轻巧,取穴准确,一般操作 50～100 下。

【功效主治】

具有聪耳明目,调和阴阳,补益气血,健脑安神的功效。常用于头晕目眩、关节僵硬、肾虚血亏、阴阳失调等症。

31. 肩关节摇法

肩关节摇法是指术者用一手扶住患者肩关节上部,另一手托起患肢肘部(使患者手臂搭在术者的前臂上),缓缓地做顺时针或逆时针方向的肩关节摇动。(图 59)

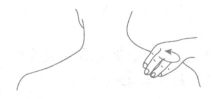

图 59 肩关节摇法

【手法要领】

摇动宜缓,保持顺时针或逆时针方向,且每个方向摇动 30～50 下。

【功效主治】

具有梳理肌筋,通经活络,行气活血,解痉止痛的作用。常用于肩关节周围炎、肩部伤筋、肩部骨折后遗症等病症。

32. 摇腰法

摇腰法要求患者取坐位,腰部放松,术者坐在患者的后面。此法对术者的体力要求较高,而且仅限于腰部运动障碍恢复期应用。(图60)

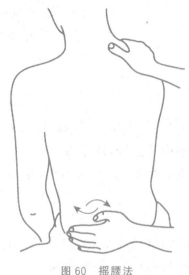

图 60　摇腰法

【手法要领】

(1)术者用一手按住患者一侧的腰部,另一手扶住对侧肩部,两手协调用力,将腰部缓慢摇晃。

(2)另一种摇腰法患者可取俯卧位,下肢伸直放松。术者用一手掌按住腰部,另一手以前臂托于下肢股前远端,并用力将下肢抬起,然后做过伸位的腰部顺时针或逆时针方向的摇动,每个方向摇动 30～50 下。

【功效主治】

具有解痉止痛,梳理肌筋的功效。常用于腰部酸痛、板滞、活动不利等症。

33. 弹拨法

弹拨法是指以拇指指端着力,余指附着在治疗部位;或以食指、中指着力,将着力的指端按于肌筋的缝隙之间,频率均匀地如弹拨琴弦动作。(图61)

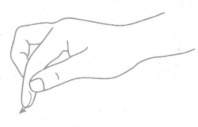

图61 弹拨法

【手法要领】

(1)拨时要与肌纤维(或肌腱、韧带)或经络垂直,用力要由轻到重,再由重到轻,刚中有柔。

(2)不能与皮肤摩擦,要实而不浮,保持一定节奏,避免指甲刮伤皮肤。

【功效主治】

具有舒筋通络,解痉止痛,整复理筋,消散结聚的作用。常用于肌筋膜炎、局部疼痛、腰肌劳损等症。

34. 弹筋法

弹筋法由捏法和提法复合而成。术者用拇指、食指两指,或用拇指、食指和中指三指紧捏治疗部位的肌肉或肌肤,稍用力向上提起,然后突然放开,使该部分肌肉和肌腱迅速弹回原位。(图62)

【手法要领】

(1)提拉肌肉或肌肤时,

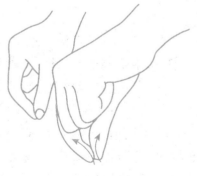

图62 弹筋法

拇指、食指或拇指、食指、中指要相对用力,避免用力偏差捻伤皮肤,反复操作3~5遍即可。

(2)松手时要突然,且有弹性感,如拉放弓弦。

【功效主治】

具有畅通气血,舒筋活络的功效。常用于软组织扭挫伤或劳损,以及风湿痹痛症。

35. 拨筋法

拨筋法是将拇指或食指、中指的指关节突起外按压于患者的肌肉或神经的一侧,用稳力在垂直于该组织走行方向上进行往返拨动。(图63)

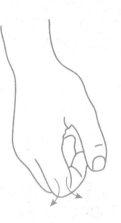

图63 拨筋法

【手法要领】

拨筋时手指不离开按压的皮肤,往返拨动时力量要均匀,不能时轻时重,一个部位操作3~5遍即可。

【功效主治】

具有疏通经络,调理经脉的功效。常用于肌筋粘连、气血瘀滞等症。

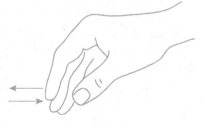

图64 理筋法

36. 理筋法

理筋法是指用拇指或其他四指的指腹远端着力于患者的一定部位,用稳力自上而下或自中心向两侧呈直线或弧线理顺的按摩手法。(图64)

【手法要领】

操作时指力要平稳、均匀,力度要适当,一个部位操作3～5遍即可。

【功效主治】

具有解痉止痛,疏通经脉的功效。常用于肌筋膜粘连、外感风邪等症。

(六)常见按摩工具及器材

1. 圆珠笔

在手、胳膊、腿、足等面积较小的部位需要施加较强的力时,可以使用圆珠笔按压相应的穴位。但一定要注意安全,不要刺伤皮肤。(图 65)

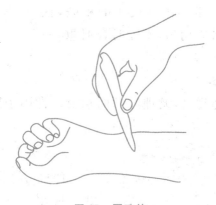

图 65　圆珠笔

2. 牙签

指尖、耳朵这些窄小部位上的穴位,用手指很难准确地

按压,而借助棉棒、牙签等来帮助按压就容易得多。最好把
牙签的尖头磨圆再使用。在对大
腿、臀部这些肉多的部位施加强刺
激时,可以将牙签绑成一束,以增
加穴位的刺激作用。(图 66)

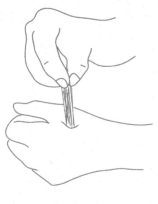

图 66　牙签

3. 纽扣

有些穴位的按压单纯用指按,
可能力度不够或者范围不大,具体
的按摩器材又过大,这时可以选择
纽扣或者硬币辅助按压,能达到更
好的按摩效果。(图 67)

4. 网球

手和脚汇集了人体的很多穴位,手掌和脚掌相对厚实,
需要较强的刺激。用两手夹住网球或者高尔夫球,让球在掌
心来回运动,可以加强对穴位的刺激作用。也可用手掌或脚
掌滚动球,这也是缓解肌肉紧张的不
错办法。(图 68)

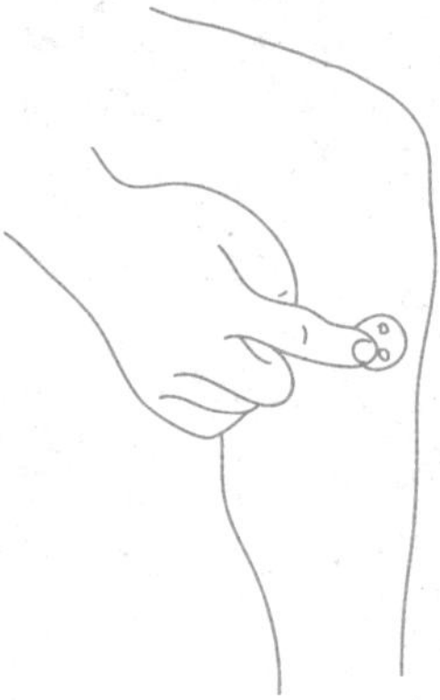

5. 吹风机

电吹风吹出的热风对肌肉纠结、手
脚冰凉等不适部位有增强血液循环的
作用。但使用时要距离皮肤 15 厘米左
右,最好沿着经脉吹,然后再进行按摩。
热风的刺激能够增强血液循环,就好像
在做热身运动一样,进而提升按摩的效
果。(图 69)

图 67　纽扣

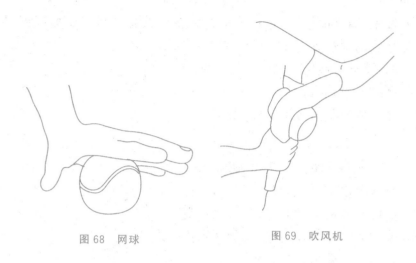

图 68 网球　　　　　　　图 69 吹风机

6. 穴位按摩棒

用手抓住有弧度的部位,用小圆球状的部位按压指定的穴位或是疼痛的部位,可刺激穴位,缓解疼痛及疲劳,还有松弛肌肉的作用。(图 70)

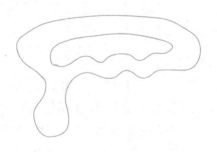

图 70 穴位按摩棒

7. 木质滑轮

滑轮部分可以用来按摩身体,包括腹、腰、腿等部位,有

消除肿胀、松弛僵硬肌肉的作用。同时轮两头的小木疙瘩可以用来打击身体，缓解酸痛。（图71）

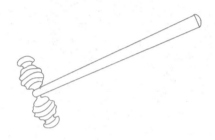

图71　木质滑轮

8. 橡胶击打器

用橡胶击打器的球形部分击打身体，包括颈部、肩部、背部等，用力不要太重，避免伤害身体，此法可缓解或消除肌肉酸痛和身体疲劳。（图72）

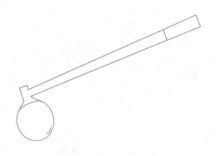

图72　橡胶击打器

9. 木质滚轮

用有滚轮的部分滚身体，包括腰、腹、腿、背等部位，凹凸有致的轮子可刺激某些穴位，缓解疲劳，消除肌肉肿胀。（图73）

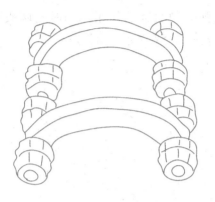

图 73　木质滚轮

10. 木质按摩器

可以放在足底按摩足部,其高低不平的轮子可以刺激足部穴位,或是放在手掌上滚动,刺激手部穴位,缓解疲劳。(图 74)

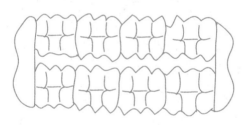

图 74　木质按摩器

11. 足底按摩踏板

专门为足底按摩设计的踏板,在上面用力摩擦时,可使足部穴位得到刺激,缓解身体疲劳。(图 75)

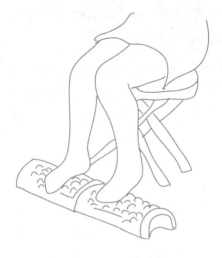

图 75　足底按摩踏板

（七）按摩准备工作

1. 按摩环境的准备

适宜的按摩环境不仅使人感到愉悦,而且对按摩效果有着更佳的促进作用。在按摩前要做好充分的准备,把按摩过程中所需要的器具准备好,避免操作过程的中断。

（1）应注意选择干净整洁、没有儿童嬉闹、没有电话打扰,能够使人得到充分放松和休息的场所。

（2）房间布置尽量温馨,可以播放一些柔和、使人能够放松的音乐,避免刺激听者神经、唤起被按摩者痛苦和不愉快回忆的音乐。

（3）灯光不宜过强,不利于被按摩者稳定情绪、享受按摩过程。最好选择柔和的、瓦数低的白炽灯或烛光。

2. 按摩前温度准备

从按摩生理学和中医理论来讲，温热主疏、散、通；寒冷主滞、凝、阻。同样，经络也要求在温热的条件下运行，人体器官功能才能发挥其"行血气，营阴阳"的作用。

（1）室内温度一般控制在 26～28℃。冬天可以加电暖气，夏日不可以用空调、电扇直吹。

（2）若要在睡前或起床后按摩，最好先搓热按摩部位或区位热敷后再施行按摩，以便取得较好的效果。

（3）术者在施术过程中，如用凉手按摩，被按压的部位就会变得紧张，使得按摩效果无法充分地传递。因此应保持手的干燥、温热，按摩前可先将双手搓热，衡量手掌变暖的标准是将手放在脸部时能够感到温暖。

3. 按摩时的着装准备

在按摩过程中为了舒适和操作方便，术者应该选择较为宽松的衣服，以短袖 T 恤为宜。同时要取下所佩戴的手表、戒指等，以防划伤被按摩者的皮肤。

被按摩者应该选择较为宽松舒适的衣服。要注意衣服不宜过厚，以纯棉制品为佳。患者在接受按摩时也要摘下所佩戴的项链、戒指、皮带等，以减少术者操作时的不便。

4. 按摩前的精油准备

被按摩者在按摩前若出现酸痛等轻微的病症时，可先涂抹精油再进行按摩，会收到更好的效果。例如肩膀酸痛时，将薰衣草或迷迭香精油涂抹在肩膀部位，然后按压肩井，可以很快缓解疼痛；身体酸痛时，可以使用薰衣草、薄荷、迷迭香精油;疲劳时可以使用罗勒、柠檬、迷迭香精油;想要缓解压力时使用甘菊、薰衣草、马郁兰精油等,都会非常有效。另外,情绪不安时适合使用甘菊或薄荷精油。如果失眠的话,建议在按压的部位涂抹1～2滴薰衣草或马郁兰精油后再进行按摩。

5. 按摩前的放松方法

不论是术者还是被按摩者,按摩前都应该让自己放松下来。因为当身体放松了,心情就会变得更为平静,治疗也能够取得更好的效果。

可以选择有规律的、轻松、缓慢但有控制的呼吸运动来放松。在做呼吸运动时要利用膈肌而不是靠提升胸和肩部来进行,这样可以增加放松的程度。当吸气和呼气时,要把注意力集中在空气吸入和呼出时产生的感觉上,尽量清除心中的杂念。

6. 按摩时的姿势

在进行按摩时,术者要双脚掌平实着地,使身体重心落在两脚中间的轴线上,这样在按摩时就能够灵活运用全身的力量。

患者也要尽量使自己放松下来。可以选用舒适的床或椅子,采用舒适的坐位、仰卧位、俯卧位,使自己充分放松。

7. 按摩所需时间

很多人认为,按摩的时间越长越好,其实不然,针对不同的病症和要求,按摩时间各不相同。

(1)一般情况下,局部按摩大约需要15分钟,如软组织损伤、落枕等。每个穴位按摩2～3分钟或3～5分钟。

（2）对于患有严重心脏病者，按摩 1 分钟即可，即使加上其他穴位或反射区，总按摩时间也不能超过 10 分钟；对于患有严重糖尿病、肾脏疾病者，总按摩时间也不要超过 10 分钟；对肝脏疾病患者，必须确定在其肾脏功能良好的情况下，才可按摩 5 分钟或稍长的时间。

（3）对脊椎的每个反射区按摩 2～3 分钟足矣。

（4）对于背部强刺激的按摩更要缩短时间，每一区最长不超过 5 分钟（急救时除外），以避免脊柱承受过大的压力，或对患者造成自抑的反作用，使神经麻木而没有明显的感受。

（5）除急性疾病外，保健或慢性病一般 10～15 次为 1 个疗程。治疗 3～5 个疗程后可以休息几天，再视病情而定。

（6）如果是一般保健，可相应缩短按摩时间，按摩疗程也可根据保健的功效相应延长或缩短。

另外，按摩最宜在沐浴后、睡觉前进行，而且应该在两次进食之间，最好不在进食后 1 小时内进行。

8. 按摩心理调节

按摩过程中，被按摩者要注意自身心理的调节，切忌按摩成瘾、按摩适应或按摩惰性。

（1）按摩成瘾：是指经常进行按摩保健或治疗，到了一定时间就想按摩，如果不能及时进行按摩，就会浑身难受。

（2）按摩适应：是指同一力度的手法在刚开始治疗时被按摩者会有明显的痛感，而几次治疗后，患者会有不过瘾的感觉，要求按摩者加力。因为人的心理和神经系统会适应某一强度的刺激，而同一强度的重复进行所产生的刺激效应会逐渐减弱，若要维持最佳水平的刺激效果，就必须不断增加刺激力。

（3）按摩惰性：是指不能坚持按摩。最终没有达到按摩效果。特别是指医疗按摩。其实,按摩疗效的影响因素较为复杂,受到治愈标准、康复方法、康复手段、疗效维持时间、病患复发等多项因素的影响,需要一定的按摩治疗时间。因此,有很多人觉得康复遥遥无期,便很难再坚持了。

9. 按摩疗法的禁忌证

（1）颈部按摩疗法的禁忌证

①颈椎有结核、肿瘤等疾病。

②颈椎骨折、脱位和颈椎严重畸形,排除寰枢椎发育畸形。

③颈椎椎管严重狭窄及椎间孔明显狭窄。

④颈椎严重骨质增生或椎体间有骨桥形成者。

⑤严重高血压动脉硬化症及有严重心脏病、老年性骨质疏松者。

⑥颈部有急慢性炎症、椎管内肿瘤、粘连性蛛网膜炎或脊髓变性。

（2）腰背部按摩疗法的禁忌证

①严重的心、脑、肺疾病患者或极度衰弱者。

②有出血倾向和血液病患者。

③局部有严重的皮肤损伤及皮肤病患者。

④严重的骨关节病如骨结核、骨肿瘤及严重的骨质疏松患者。

⑤诊断不明的脊柱损伤或伴有脊髓症状者。

⑥妊娠及月经期妇女的腹部、腰部等处。

⑦精神病患者。

⑧下肢静脉炎或有栓塞等。

⑨剧烈运动后或饥饿的被按摩者。

⑩其他可疑症状诊断未明确者。

10. 按摩穴位和部位的选择

（1）外伤的治疗一般是以痛为腧，局部取穴为主。它是以腧穴近治作用为基本依据的。这是因为肌肉、韧带和关节病变，其症状表现的部位大多数是在病变部位的区域内。

（2）如果是急性损伤，局部疼痛肿胀剧烈，则应选取邻近的穴位和部位进行手法操作，待病情稍有减轻后再在痛点操作。

（3）对于个别较为突出的症状，也可以结合临床经验取穴，如发热可取大椎等。

11. 手法刺激量的大小

有些人认为按摩的力度越大效果越好，这是错误的想法。过重的手法刺激有时不仅不会解除病痛，还可能给被按摩者增加痛苦。

（1）一般来讲，要根据被按摩者的体质、年龄、承受能力以及不同的按摩部位来决定按摩所用力度的大小。手法强度由轻到重，开始先用柔和的手法，然后逐渐加强，直至被按摩者能够耐受的最大限度。最好在按摩的同时询问被按摩者的感受，尽量避免其不适感。

（2）按摩结束时再由强到弱，不要突然停止，使被按摩者有一个适应的过程。

（3）按掐穴位时，要有"得气"感，即酸、胀、麻的感觉，特别是治疗内科、妇科、儿科疾病时，手法应当柔和，操作重复的次数要多，使力度透达深处。

（4）对于没有学过专业按摩的人来说，掌握按摩技巧是十分必要的,也就是说,在自我按摩或给别人按摩的过程中要学会使"巧劲",这样才能达到事半功倍的效果。

(5)按摩要持久,即按摩反射区时应持续按压一定的时间;有力,是指按摩过程中要具有适当的力度;均匀,指按摩频率、幅度、用力均匀;柔和,是指所用力度变化过程要自然缓和、从容不迫;深透,指手法的作用力需根据不同反射区缓慢逐步渗透到深层,这种渗透性并不是简单增加压力所能达到的,必须依靠熟练的技巧才能逐步达到。

(6)在给家中老年人进行按摩时,应该酌减按压的力量,因为老年人存在不同程度的骨质疏松,如果力量过大有骨折的危险。

(7)对初次接受按摩者,力量要小一些;对经常接受按摩者,力量要稍大一点。在一些肌肉丰厚的部位,可适当地增加按摩力度,在头面、胸腹部要轻柔一些。

12. 按摩操作时注意事项

(1)术者在操作之前,手要保持清洁、温暖,并要经常修剪指甲,以免划破皮肤。按摩时患者的体位要适宜,术者可根据患者的情况随时调整姿势。按摩的间断时间不宜过长,以免影响效果。

(2)操作时要注意力集中,密切观察患者的病情变化,对刺激比较强的穴位,按压的时候要防止患者昏厥。

(3)一旦发现被按摩者有心慌、出冷汗的现象,应让其立即平卧,或让其喝些糖水,一般短时间内均能恢复正常。

(4)按摩手法要稳准、轻柔、和缓,避免粗暴用力产生的不良后果。

二、常见病症颈肩腰背部按摩

（一）颈项部扭挫伤

颈项部扭挫伤是指因各种暴力使颈部过度扭转、牵拉或受暴力直接打击，引起颈部软组织损伤。日常工作学习长期低头，斜扭姿势也可造成慢性扭伤。

【临床表现】

（1）有颈部外伤史，伤后颈部可数小时后或转天疼痛才明显。

（2）疼痛与伤情有关，重者剧痛、刺痛、撕裂痛，有的跳痛。

（3）活动时加剧，可有放射或强迫体位。

（4）慢性可为钝痛、隐痛、酸胀痛，活动受限。

（5）伤处压痛明显，有肌紧张和痉挛。

（6）转头时常连同身体一起转动。

【按摩方法】

（1）冷敷：新伤 24 小时内应先冷敷、止痛，不要做按摩和热疗。

（2）搌揉法：24 小时后，患者取坐位，术者站其后，用小鱼际搌揉项部、两肩及背后 2 分钟。（图 76）

（3）对肿痛处改用小力，增加搌揉时间 3 分钟。

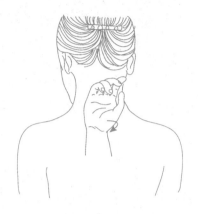

图 76　搽揉项部

　　(4)按揉压痛点:用掌根按揉压痛处,逐次加力 3 分钟。
(图 77)

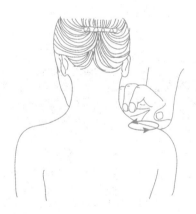

图 77　按揉压痛点

　　(5)拇指拨揉:有硬块和条索状物时用拇指拨揉、弹拨数
次,以患者能耐受为度,时间约为 2 分钟。(图 78)

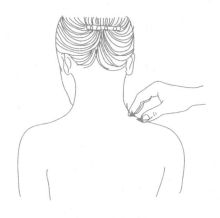

图 78　拇指拨揉

（6）拇指按压：以拇指揉或按压风池、肩井、天窗穴各半分钟。（图 79、图 80）

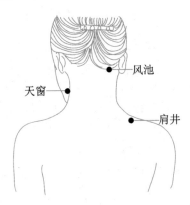

风池

天窗

肩井

图 79　按压风池、天窗、肩井

（7）坐位提旋复位法：两手置于颌部，小指和无名指托下颌，两拇指顶牵枕后乳突，持续向上牵拔有效时，向一侧旋

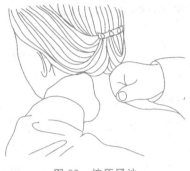

图 80　按压风池

扭,视患者颈部松软情况决定旋转角度,听到弹响;患者颈部放松不佳和配合不佳时可停止。(图 81)

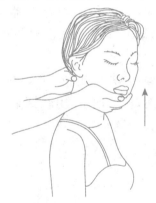

图 81　坐位提旋复位法

(8)活动肩颈部,做各种运动,幅度视情况而定。

【注意事项】

(1)肿胀明显的当日伤员,先休息,局部用冷敷。

(2)伤情重者,须拍片,排除骨折。

(3)注意休息、防寒,避免冷风直吹颈部。

(二)颈椎小关节错缝

颈椎小关节错缝又称颈椎小关节脱位和颈椎关节突关节紊乱,是指颈椎的小关节超出正常的活动范围,小关节面之间发生微小的错位,即中医学所指的"骨错缝,筋出槽"。该病可发生在不同年龄,有外伤史或因长期低头工作史。

【临床表现】

(1)颈痛,有负重感,疼痛向背肩放射,时有头痛、头胀等症状。

(2)颈活动不佳,旋转活动受限,头部偏向一侧强迫位。

(3)颈椎棘突有偏歪,能触及偏歪处压痛明显,有肌肉痉挛。

【按摩方法】

(1)小鱼际侧揉:患者取坐位,术者站其后,先用小鱼际侧揉颈侧、后方肌肉,从上而下,由轻到重3分钟。(图82)

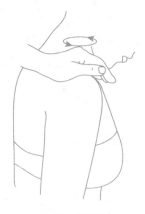

图82 揉颈侧

（2）用拇指背侧掌指关节和大鱼际揉以上部位、有压痛和痉挛的部位,逐次加重,时间约 3 分钟。

（3）扒揉风池及周围:拇指和四指推揉和扒揉风池及周围,胸锁乳突肌上段,时间约 5 分钟。（图 83）

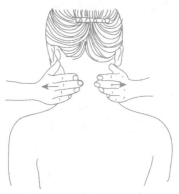

图 83　扒揉风池及周围

（4）拿揉颈后肌:拿揉颈后肌从风池向下,由浅入深,反复拿揉 5 分钟。（图 84）

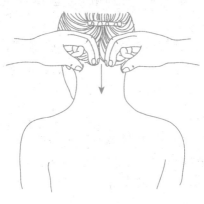

图 84　拿揉颈后肌

（5）前臂滚揉：前臂滚揉肩胛提肌，约2分钟。（图85）

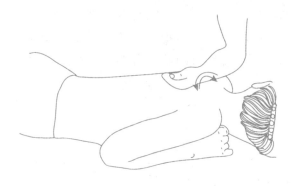

图85　前臂滚揉

（6）复位

①坐位提旋复位法：患者取坐位，两手拇指置于风池和乳突下方，无名指和小指置于下颌下缘，食指和中指与无名指和小指配合固定下颌，持续用力直向上牵拔颈部，到最大限度时开始向健侧旋转，到有阻力时，寸力增加角度、可听到弹响，牵拔向患侧旋转，有弹响后，触摸棘突已恢复正常。（图81）

②仰卧牵旋复位：助手按压膝上股前部，术者一手扒住枕后，一手扒住下颌，牵拔到最大限度时向健侧旋转有弹响，再向患侧旋有弹响后查已复位。

【注意事项】

（1）治疗后数日内不要做大幅度转头动作。

（2）避免颈部再受伤和长时间低头。

（3）睡觉用枕不要过高，注意防寒。

（三）项韧带损伤

项韧带是在颈椎棘突上的纵形韧带，上接枕后，下与胸部棘上韧带相连。头前屈时，颈有正常生理前曲，项韧带松弛。低头时，项韧带拉紧并承重，时间长了会造成牵拉伤，在有旋转外力时，使项韧带纤维损伤、撕裂、出血。

【临床表现】

（1）颈部有伤病史，长期低头劳动和工作史。

（2）项部疼痛，酸痛可向背肩部放射。

（3）颈项部扭转可听见弹响。

（4）项部有压痛，慢性可触及硬结和条索状物。

（5）转颈时疼痛加重，向后仰则减轻。

（6）不能较长时间坚持一种姿势，甚至几分钟就要耸肩、摇头以缓解症状。

【按摩方法】

（1）小鱼际侧揉：患者取坐位，术者在后，用小鱼际尺侧搓揉两侧颈肌，由轻到重，时间约3分钟。（图76）

（2）拇指的掌指关节背侧搓揉以上部位，由轻渐重3分钟。

（3）拿揉肩肌：从风池拿揉颈后肌，直到颈下部，由轻到重，时间约3分钟；拿揉肩肌、背肌，2分钟。（图84、图86）

（4）拇、食、中指拿揉到深度捏揉颈后肌到颈椎后方的项韧带，5分钟。

（5）拇指拨揉：有压痛处用拇指尖拨揉数次，以患者能耐受为度，持续1～2分钟。（图78）

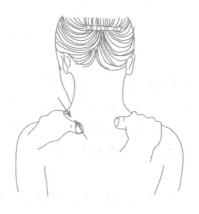

图 86　拿揉肩肌

（6）拇指顺筋：双拇指配合做项韧带伤处顺筋，先一拇指向上，一拇指向下，最后双手拇指重叠准确从后向前长按1～2分钟。（图 87）

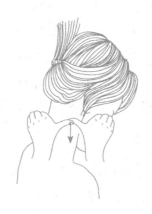

图 87　拇指顺筋

【注意事项】

(1)发病早期应尽早治疗,慢性损伤应坚持疗程,注意颈部并发症。

(2)日常注意改善工作姿势,避免再损伤。

(四)夹肌损伤

夹肌呈三角形,位于上背部及颈部斜方肌和上后锯肌深面。外力或长期低头超极限牵拉易造成损伤。

【临床表现】

(1)颈受到低头外伤或长期低头工作,劳累后感到颈后疼痛。

(2)开始仅感颈后部酸胀、疼痛,活动轻度受限。

(3)受累或风寒湿侵袭而加重,重者疼痛可向上肢、枕部、肩背部扩散,并可伴有自主神经障碍。

(4)可影响向一侧转头。

(5)休息和受热后可好转。

【按摩方法】

(1)搓揉颈肩肌:患者取坐位,术者以小鱼际和大鱼际搓揉双侧颈肌,从风池向下到肩胛骨内上角,逐次加力重复3~5遍,同法搓揉肩部,从颈根到冈上肌外侧,逐次加力,重复3~5遍。(图76)

(2)按揉颈肌:用拇指按揉左颈,从风池到肩外俞,逐次力量渗透,5~10遍;用拇指或中指按揉颈右侧,5~10遍。(图88)

(3)拨揉夹肌:用右手拇指指端拨揉夹肌,从颈中部开

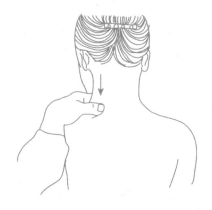

图 88　按揉颈肌

始,紧靠脊突旁从上到下、由浅入深,摸到夹肌痛处,用深沉有效的按揉和拨揉手法数次。

(4)揉胸锁乳突肌:用上法按揉胸锁乳突肌上端。

(5)拨揉颈椎棘突的夹肌:患者取俯卧,术者以拇指尖端深入,缓慢拨揉靠近颈椎棘突的夹肌,要稳力、渗透、触到压痛点时,可延长拨揉时间,两侧分别进行,触到硬性条索状物,再拨揉数次,以患者能忍受为度,时间约为 5 分钟。(图89)

(6)顺筋、按压:对痛点行顺筋手法,沿肌纤维方向顺行推压 3 次(图87),然后用双拇指重叠按压半分钟。

(7)拿揉:肩胛骨内侧缘用拇指按揉约 2 分钟。

(8)点揉:先点后揉风池和风池上、下方各 1 分钟。

(9)仰卧牵旋复位法:术者一手扶枕,一手扶下颌,牵拉颈部,嘱患者放松,慢慢扭旋至有阻力时突然寸力加扭,听到响声即可;换手做对侧。

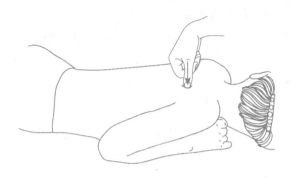

图89　拨揉颈椎棘突的夹肌

【注意事项】

（1）夹肌损伤部位较深,推拿时使周围肌肉放松,用力深入到能摸到疼痛明显的夹肌效果最好。

（2）颈夹肌损伤多,应注意浅层肌有损伤易掩盖夹肌损伤。

（五）胸锁乳突肌炎

胸锁乳突肌炎是落枕的一种。中医学认为,此病是风寒侵袭肌腱,导致颈项强。该病的本质是劳损,劳损使肌腱慢性损伤。平时肌腱在不断修复,白天头部活动频繁,使肌腱不停地活动。因之血供良好,代谢较快,在睡眠后由于头部活动停止,肌腱的局部血供变差,代谢减慢,加之有时睡眠姿势不良,加重了胸锁乳突肌的牵拉损伤。

【临床表现】

（1）有伏案和低头工作劳累的病史。

（2）颈部疼痛,活动时疼痛加重,严重时使头呈强迫体位,偏向一侧被迫稍低头。

(3)胸锁乳突肌上端压痛明显,可触及肿胀粗大条索状肌肉。

(4)皮表发凉。

(5)将头向健侧屈并仰头时,疼痛加重。

(6)可伴有某颈椎棘突偏歪。

(7)X线片:轻者正常,重者可见颈椎生理曲度变化,甚至有颈椎偏歪现象。

【按摩方法】

(1)冷敷:急性损伤颈部疼痛肿胀明显,最好先休息,可冷敷,24小时后再推拿。

(2)扒揉、推揉:慢性劳损,患者取坐位,用拇指指腹或中指指腹,从轻手法开始扒揉和推揉,然后慢慢加重手法,揉胸锁乳突上端,5～10分钟。(图90)

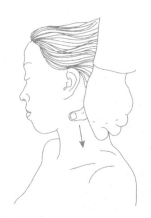

图90　推揉胸锁乳突上端

(3)按揉风池：以拇指或中指按揉风池穴,包括风池穴周围软组织,由轻渐重,持续 2～3 分钟。(图 79)

(4)拿捏颈部：拿捏胸锁乳突肌和颈角部肌肉,时间约 2 分钟。(图 91)

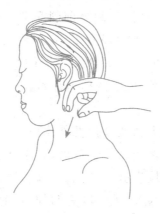

图 91　拿捏胸锁乳突肌

(5)前臂揉揉颈肩部肌肉,由轻渐重,2 分钟。(图 85)

(6)坐位提旋复位：术者站在患者背后,用双手拇指在风池 4、5 指在下颌,慢慢垂直向上提起头部,在牵引到最大时向左和右分别旋扭,动作轻快适度,可有弹响声。(图 81)

(7)拍打肩部,术毕。

【注意事项】

(1)按摩手法必须从轻渐重,避免急于求成。

(2)配合热疗,注意休息保健。

（六）前斜角肌综合征

前斜角肌综合征又称前斜角肌痉挛。本病多因外伤、劳损、先天颈肋、高位肋骨等刺激前斜角肌,使前斜角肌痉挛、肥大、变性而引起。本病好发于 30 岁左右的妇女。运用推拿手法治疗本病,可改善局部的血液循环,解除前斜角肌的痉挛,从而消除神经、血管的压迫症状。

【临床表现】

（1）多有搬抬重物或牵拉性外伤史。

（2）一侧上肢疼痛向手部放射,以小指和中指多见。

（3）向外下牵拉患肢症状加重,高举患肢疼痛减轻。

（4）患侧上肢发凉,脉弱,活动加重,瞳孔扩大,面部出汗,甚至在锁骨下动脉粘连牵拉,出现霍纳综合征:面渐红无汗,眼球凹陷,眼睑下垂,瞳孔缩小,皮温升高等。

（5）晚期因血管阻塞,肢体冰冷,肤色苍白,手指溃疡坏死。

（6）手部肌萎缩,握力下降。

（7）颈前触及痉挛、肥大、坚韧的前斜角肌肌腹,局部压痛,向上肢放射。

【按摩方法】

（1）捺揉颈部:患者取坐位,术者先捺揉和拿揉颈后、侧肌 3 分钟。（图 76）

（2）拿揉颈肩部:拿揉颈肩部肌肉,由轻渐重,3 分钟。（图 86）

（3）揉按胸锁乳突肌:用拇指揉按和扒揉胸锁乳突肌,从

上到下,反复操作2分钟。(图92)

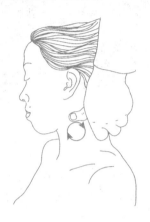

图92　揉按胸锁乳突肌

(4)术者立于患者身后,健侧以手扶按头部,控制头颈姿势,以配合按摩手法。另一手的食指或中指轻轻触摸前斜角肌下端,摸到肿痛的前斜角肌后,先用轻手法进行按揉,由轻慢慢加重,以患者能耐受为度,由上而下持续5分钟。

(5)顺筋:用拇指从上而下做顺筋动作,由轻渐重,反复数次,在痉挛肌肉的最痛点用拇指按压,由轻慢慢加重,以患者能耐受为度,长按2分钟。(图87)

(6)点按揉各穴位:点按揉风池、肩井、合谷、曲池、阳溪、缺盆、天鼎、云门、少海、极泉、附分、魄户、膏肓等穴,每穴由轻到重再由重到轻,持续约1分钟。(图93)

(7)牵抖上肢:做头部前屈、后伸、侧屈、旋转,上肢上举、下拉、前屈、后伸、旋转等运动,最后牵抖上肢。(图94)

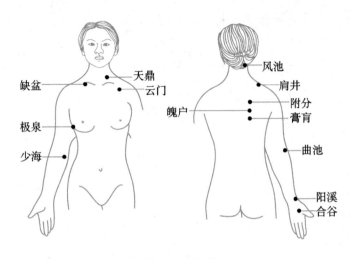

图 93　穴位图

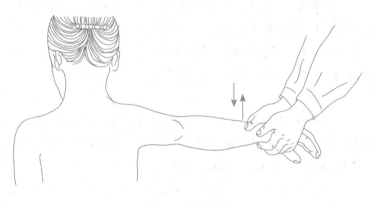

图 94　牵抖上肢

【注意事项】

（1）重视早期发现并积极治疗前斜角肌痉挛，避免严重后果。

（2）合理做颈、臂部功能练习，以减少颈部受伤机会。

（七）肩胛提肌损伤

肩胛提肌损伤是一种常见病，大多由突然性动作造成损伤或慢性劳损。上肢突然过度后伸，使肩胛骨上提和向内上方旋转，肩胛提肌突然强烈收缩，由于肩胛骨周围软组织的影响，使肩胛骨与肩胛提肌不能同步运动，而造成肩胛骨脊柱缘的内上角肩胛提肌附着处的损伤。按摩对于修复损伤有很好的效果。

【临床表现】

（1）患侧肩胛骨内上方和颈部肌肉有僵硬紧张感，头转不便。

（2）急性发作严重者，颈侧肿胀明显，疼痛剧烈。

（3）患处拒按，睡眠时翻身困难，白天可有抬肩畸形，疼痛可沿受损肌肉的走向放散，上肢后伸及耸肩动作受限或使疼痛加重。

（4）肩胛骨内上角损伤明显者，除有肩胛骨疼痛、酸胀外，多有向枕骨旁及太阳穴的放射痛。

（5）双侧损伤严重的病例，除有一般症状外，患者常因肩痛不能持续坐位看书，时间一长即不能保持原有的姿势，常需手托下颌以减轻头部重量，方能缓解症状。

【按摩方法】

（1）擦肩胛提肌：患者取坐位，患者头略偏向健侧，使肩胛提肌上部充分伸展。术者一手轻按其患侧肩部，一手沿肩胛提肌向上擦动，使肩部有温热感为宜。（图95）

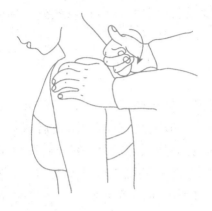

图 95　擦肩胛提肌

　　(2)擦揉背部:术者一手按住患者健侧肩膀,另一手从其脊柱开始向肩胛骨内角施以擦法,重复 30～50 遍。(图 96)

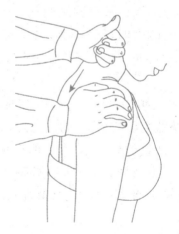

图 96　擦揉背部

（3）空拳按压肩部：术者手握空拳，用第5掌指关节按压患者肩部酸胀感明显处，进行小幅度、慢频率的摆动，反复按压30～50遍。（图97）

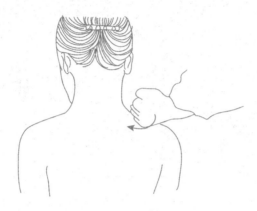

图97　空拳按压肩部

（4）点按肩部穴位：患者取俯卧，术者用双手拇指点按其肩井、曲垣、天髎、风门穴各30～50遍。（图98、图99）

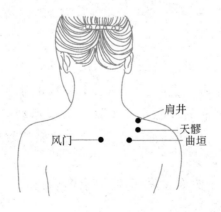

肩井
天髎
风门
曲垣

图98　穴位图

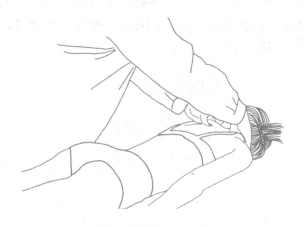

图99　点按肩部穴位

【注意事项】

(1)治疗结束后要注意休息,避免肩部运动。

(2)纠正日常不良姿势。

(八)肩袖损伤

肩袖损伤是目前漏诊较多的疾病,很容易与肩关节疾病混淆。肩袖是由冈上肌、冈下肌、小圆肌和肩胛下肌组成,主要功能是维持肩关节稳定和保证肩关节运动。对于肩袖损伤,通过按摩可以起到消肿止痛、活血化瘀的效果。

【临床表现】

(1)多表现为肩顶疼痛,有时会牵连到三角肌,患者有时自觉有撕裂响。

(2)一般在5小时内疼痛自然消失,但在以后的6～12

小时疼痛再次出现且达到高峰,以至于肩关节的任何活动均能引起疼痛。

(3)夜间疼痛明显。

【按摩方法】

(1)捶击肩周:患者取坐位,术者立于其患侧,半握拳,有节奏地捶击患肩和肩关节周围,使其肩部有酸痛感为宜。(图 100)

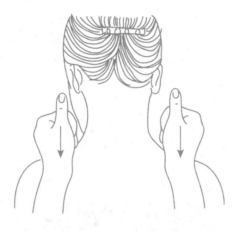

图 100　捶击肩周

(2)配合疗法:术者一手在患者患肩外侧和腋后部用㨰法,另一手可配合患肢被动地后伸旋内,并屈肘使手背沿着脊柱向上抬。(图 101)

(3)点按肩井:术者用拇指指端分别点按患者的肩井、肩中俞、气海俞、肩贞、天宗、风门、天髎穴,每个穴位各 30~50 遍。(图 99、图 102)

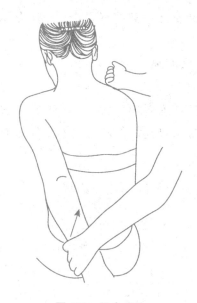

图 101　配合疗法

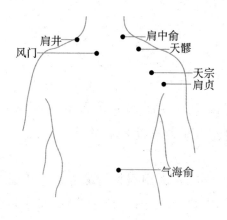

图 102　穴位图

【注意事项】

(1)注意日常肩部保暖,避免肩部劳累。

(2)在施捶击手法时,要有节奏,不能忽快忽慢。

(3)注意上抬的动作必须稳而缓和,逐渐加大幅度,切忌动作粗暴,以免引起剧烈疼痛,患者不堪忍受。

(九)颈肋综合征

颈肋综合征是指由于颈肋存在使臂丛神经、锁骨下动静脉受压,而引起上肢运动、感觉功能障碍或血循环障碍的一组症状与体征。

【临床表现】

(1)30岁后的成人、女性和体力劳动者偏多。

(2)上肢疼痛、麻木,有放射性痛表现。

(3)疼痛轻重不一,常从肩部或锁骨下方,向上肢和手部扩散。

(4)手部感觉障碍,转颈或患手提重物时,症状加重。

(5)久病可见上肢肌萎缩,垂腕和爪形手。

(6)患肢皮温下降,桡动脉减弱或消失,局部血压低于15～20mmHg。

(7)颈转向健侧或下压患肩时疼痛加重。

(8)患肢静脉回流受阻,皮肤营养障碍。

(9)锁骨上窝可摸到硬块。

【按摩方法】

(1)揉颈后、侧及肩、背部:患者取坐位,术者站其后,揉颈后、侧及肩、背部,手法应由轻渐重,持续5分钟。(图76)

（2）拿揉颈后及肩肌：拿揉颈后从风池到大椎穴，逐次加力；再用拇指分别从肩胛内上角肩胛提肌止点依次向下按揉肩胛骨内侧缘；再由内向外拿揉肩部包括肩肌，持续5分钟。（图84）

（3）拿揉胸锁乳突肌：拿揉和拨揉胸锁乳突肌上段，持续2分钟。（图103）

（4）按揉颈前部：按揉颈前部前斜角肌和按揉两侧缺盆，力量应由轻开始，逐渐加力，以患者能耐受为度，持续约5分钟。（图104）

（5）拨揉、掐穴位：用中指拨揉极泉、少海穴，用拇指拨揉曲池、曲泽穴，掐内外关、合谷穴。（图105、图106）

（6）锻炼上肢：拿揉和拨揉上肢，摇肘、摇肩，牵抖上肢。（图94、图107、图108）

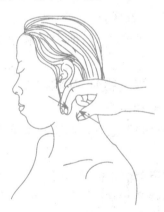

图103　拿揉胸锁乳突肌上段

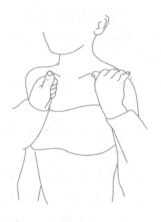

图104　按揉缺盆

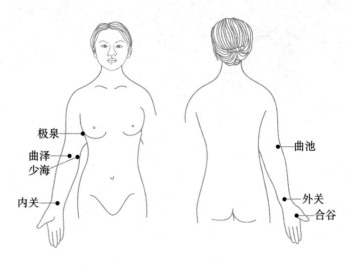

图 105　穴位图

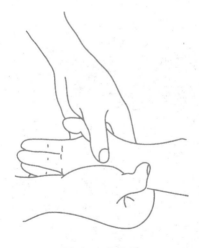

图 106　掐内关

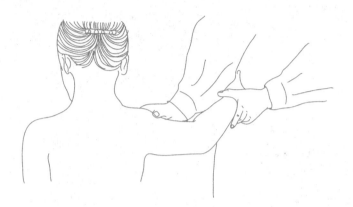

图 107　拿揉上肢

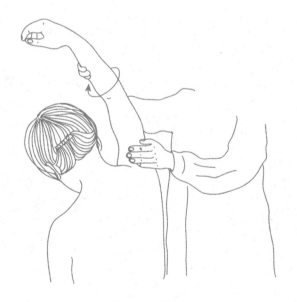

图 108　摇肩

【注意事项】

(1)多数患者按摩效果较好,按摩不佳的严重者可考虑手术治疗。

(2)鼓励患者坚持做自我按摩。

(十)落　枕

落枕又称"失枕""失颈",临床上以颈项疼痛、活动受限为特征,轻者一周内自愈,重者可延长持续数周。本病多因体质虚弱,劳累过度,睡眠时枕头过高或过低导致一侧颈部肌肉长时间处于伸展状态;或体虚之人,慢性劳损者外感之邪,以致气血停滞,经络闭塞。按摩能疏散风寒,温经通络,理筋解痛,使颈部气血通畅,肌肉放松,落枕症状随之消除。

【临床表现】

(1)颈部歪斜,活动受限,动则疼痛加剧。

(2)患侧肌肉紧张,压痛明显,可波及同侧头部、上背部及上臂。

【按摩方法】

(1)放松肩颈肌:患者取仰卧位,术者双手同时提拿捏揉患者肩部肌肉,力度以患者能耐受为宜。此操作能缓解肩部肌肉群的疲劳,减轻肩背部肌肉紧张,促进血液循环。(图109、图110)

(2)擦揉后背肌:患者取俯卧位,术者一手扶在患者的腰部,另一手四指微握于掌心,拇指张开,用小鱼际擦揉后背肌,擦揉速度可逐渐加快。此法有疏经活络,通经止痛的效果。(图111)

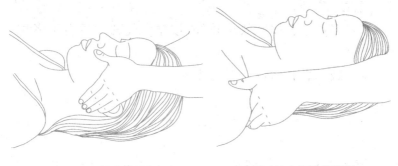

图 109 提拿肩颈肌   图 110 捏揉肩颈肌

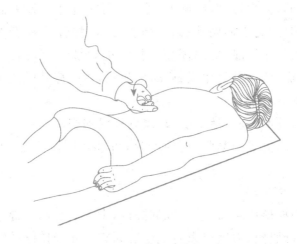

图 111 搽揉后背肌

（3）放松颈部及后头部：患者取侧卧位，术者一手扶住患者的肩部，另一手拇指与其余四指合紧患者的颈部肌肉，然后五指点按后头部穴位。此法具有放松颈部肌筋，减轻头部疲劳的作用。（图 112、图 113）

（4）合掌吊颈：患者取坐位，术者双手十指交叉，用双掌

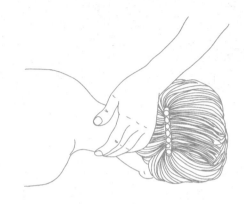

图 112　放松颈部

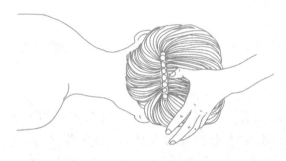

图 113　放松后头部

根紧揉患者颈项部,并向上吊提。此法具有祛风散寒,疏经
通络,改善颈肩部血液循环的作用。(图 114)

(5)㨰揉肩部:术者一手扶住患者的肩部,另一手㨰揉患
者的肩部肌肉,速度可由慢变快。此法可放松肩部肌肉,疏
经活血。(图 115)

(6)捏拿颈肌:术者一手扶住患者的肩部,另一手拇指与
其余四指对合,捏拿颈部肌肉。此法能缓解颈部疲劳,缓解

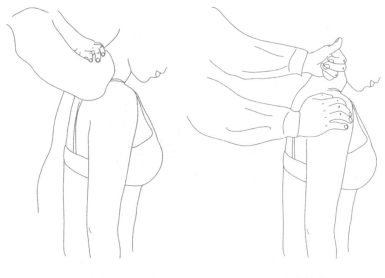

图 114　合掌吊颈　　　　　图 115　搽揉肩部

头部供血不足等病症。（图 116）

　　（7）牵拉旋转头部：术者一手掌托住患者的下颌，另一手扶其颈项部，向上牵拉旋转头部，左右交替进行。然后双手拇指放在患者的颈项部，其余四指放在颈部两侧，借助拇指的力量，向下按压患者的头部，最后向上提拉，并左右旋转。此法能松解粘连，滑利关节。（图 117、图 118）

　　（8）松骨：患者双手抱住颈部，双臂合拢，术者抱住其肘部，向上抬起，然后术者双臂放在患者的双臂上，向后扳。（图 119）

　　（9）叩击颈肩肌：双手运用扣、敲等手法叩击患者颈肩肌。此法可贯通经脉，解除疲劳。（图 120）

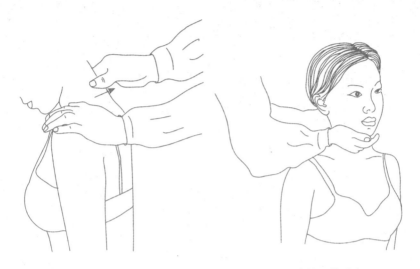

图 116　捏拿颈肌

图 117　牵拉旋转头部

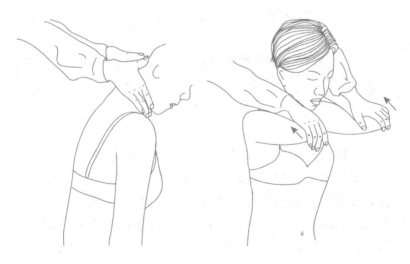

图 118　提拉颈部

图 119　松骨

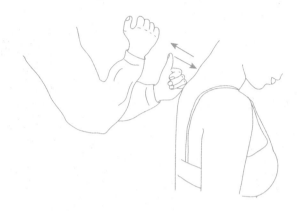

图 120　叩击颈肩肌

【注意事项】

（1）平时应注意局部保暖，低头工作时间不宜过长。

（2）经常活动颈椎关节，以缓慢旋转和屈伸为主，防止发展为颈椎病。

（3）睡眠时应注意枕头高低适宜，软硬适中。

（十一）肩周炎

　　肩周炎又称肩关节周围炎，中医学称为漏肩风或肩凝症。本病多发生于 50 多岁的人群，所以又有"五十肩"之称。患者发病初期感到肩部酸楚疼痛，尤其是夜间或冬季疼痛加重，会出现肩峰突起，上举困难，有的患者肩部出现痉挛或者萎缩的现象，滑液分泌减少，引起软组织广泛性粘连，限制了肩关节的活动。穴位按摩配合肩关节功能锻炼治疗肩关节效果显著。按摩可改善患部的血液循环，加速渗出物的吸收,起到通络止痛的作用。功能锻炼可以松解粘连,滑利关节,以促进肩关节功能的恢复,两者相得益彰。

【临床表现】

(1)本病早期肩关节呈阵发性疼痛,常因天气变化及劳累而诱发,以后逐渐发展为持续性疼痛,并逐渐加重。

(2)昼轻夜重,夜不能寐,不能向患侧侧卧,肩关节向各个方向的主动和被动活动均受限。

(3)肩部受到牵拉时,可引起剧烈疼痛。

(4)肩关节可有广泛压痛,并向颈部及肘部放射。

(5)出现不同程度的三角肌的萎缩。

【按摩方法】

(1)环揉肩部:患者取坐位,术者双手合抱患者的肩部,做揉球状的环形揉动,掌根用力。此法能放松肩部肌肉,促进血液循环。(图121)

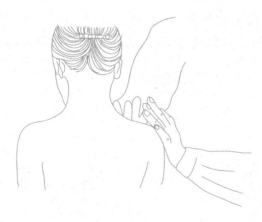

图 121　环揉肩部

（2）放松斜方肌：术者一手托住患者的上肢，另一手拇指与其余四指对合，捏揉斜方肌。此法可以祛风散寒，疏经通络，促进血液循环。（图122）

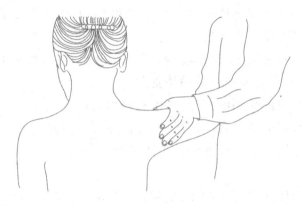

图122　放松斜方肌

（3）搓揉上肢外侧：从上至下，依次揉按患者上肢肌肉，用力要适中。可以疏经活血，放松上肢部肌肉。（图123）

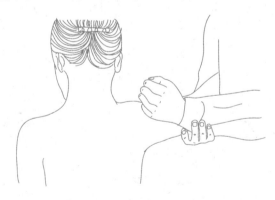

图123　搓揉上肢外侧

（4）捏拿上肢内侧：一手拇指和其余四指由上肢根内侧依次缓慢捏拿至腕部，双手可交替捏拿。操作时一定要用指腹，不可用指尖，避免划伤皮肤。此法具有放松上臂，前臂内侧肌肉的效果。（图124）

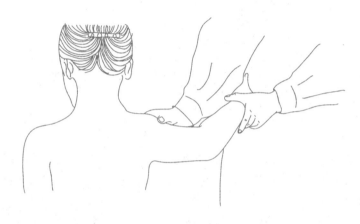

图124　捏拿上肢内侧

（5）提抻上臂：双手向上提抻患者上臂。此法可以滑利关节，疏通经络。（图125）

（6）旋转肩臂：术者一手扶住患者的肩部，另一手旋转其肩臂，左右手交替进行，可顺时针或逆时针旋转。可以放松肩部，消除疲劳。（图126）

（7）侧悬肩：术者一手托着患者的肘部，另一手握住其腕部进行旋转，用力要适中，以患者能承受为宜。此法有放松上臂，滑利关节的作用。（图127）

（8）拿捏上肢：拿捏患者肩颈及上臂部肌肉，双手可交替进行，用力要由轻到重。此法可通络止痛。（图128）

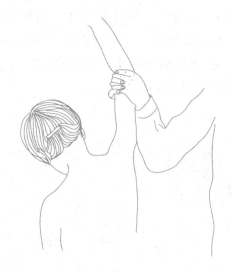

图 125　提抻上臂

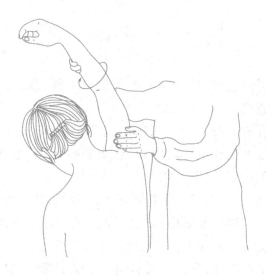

图 126　旋转肩臂

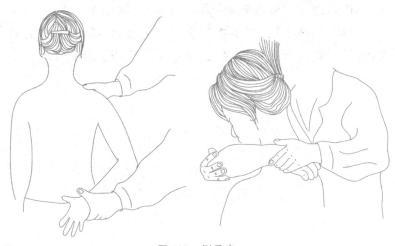

图 127　侧悬肩

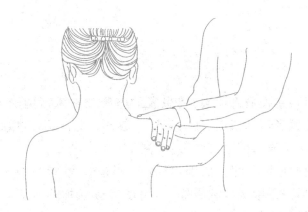

图 128　拿捏上肢

（9）抖上肢：双手抖动患者上肢，可疏松脉络，滑利关节。此操作适用于肩臂酸痛，活动不利者。（图94）

（10）搓理上肢：双手搓理患者的上肢，快搓慢理，以有热感为宜。此法有祛风散寒，解痉止痛的作用。（图129）

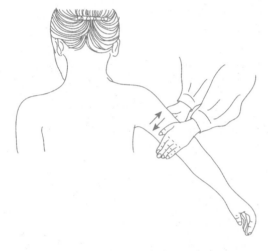

图129　搓理上肢

（11）拿捏肩部肌肉：将患者的胳膊放在术者的腿上，双手拿捏患者肩部肌肉，使力量均匀渗透。此法可促进血液循环，适用于肩部酸痛等病症。（图130）

（12）㨰揉肩胛骨周围：患者单手抱头，术者一手扶住其肘部，另一手㨰揉肩胛骨周围，速度可逐渐加快。此法可以放松肌肉，松解粘连。（图131）

（13）点压肩胛骨周围：用拇指指腹按揉患者两侧的肩胛骨，使力量均匀渗透，按压时移动要缓慢，要逐点按压。此法能解痉止痛，调整心肺，起到活血通经的作用。（图132）

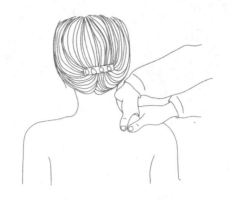

图 130　拿捏肩部肌肉

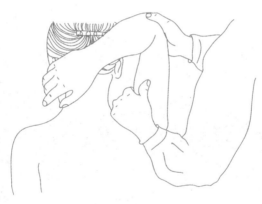

图 131　搓揉肩胛骨周围

（14）点压天宗穴：单指点压患者肩胛骨中央的天宗穴，压中有揉，不可用暴力。此法可以活血化瘀，通经活络。（图133）

（15）搓捏上肢：双手从患者的肩部至手腕部搓理，要搓捏结合，柔中带刚。此法具有放松肌肉，缓解疲劳的作用。

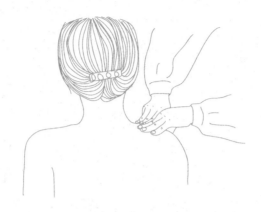

图 132　点压肩胛骨周围

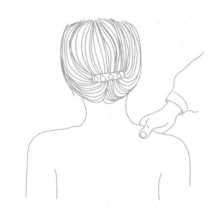

图 133　点压天宗穴

（图 134）

　　（16）摇抖上肢：单手摇转患者的上肢，然后再用力抖抻上肢，速度不可过快，用力要均匀。此法可以放松肩部及上肢肌肉，有疏通脉络，滑利关节之功效。（图 135）

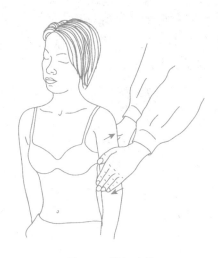

图 134　搓捏上肢

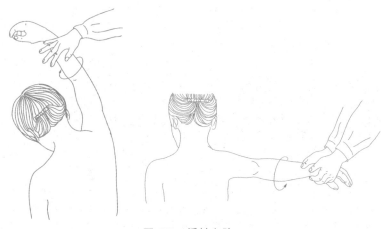

图 135　摇抖上肢

【自我按摩】

　　指揉肩周 2 分钟,按揉肩井、肩髃、臂臑等穴各 1 分钟,弹拨痛点 20 次,擦肩周以透热为度。再在背后以健手牵拉患手使患肩后伸,以能耐受为度,继以健手托患肘使手攀向健肩。臂臑穴在肘上 7 寸,三角肌止点稍前,当曲池与肩髃穴连线。(图 136 至图 138)

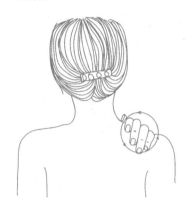

图 136　指揉肩周

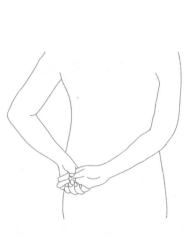

图 137　牵拉患手

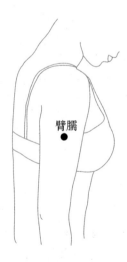

臂臑

图 138　臂臑位置

（十二）颈 椎 病

颈椎病又称颈椎综合征,是由于颈椎增生刺激或压迫颈神经根、颈部脊髓、椎动脉或交感神经而引起的综合征。中医学认为,本病多因肝肾不足,筋骨失养,或跌仆劳损,伤及筋骨,经络不通所致。颈椎病治疗方法很多,可首先选择按摩疗法,能疏通经络,行气活血,理筋复位,治疗各型颈椎病。理疗如牵引、电疗等,配合口服药物,均可缓解症状,如脊髓等部位受压治疗时要小心。

【临床表现】

临床上根据受压部位的不同,颈椎病一般分为 5 种类型:颈型、神经根型、脊髓型、椎动脉型和交感神经型。

（1）颈型:突出表现为颈项疼痛,属早期阶段。

（2）神经根型:病主要由颈椎钩椎关节骨质增生伸入椎间孔内,使颈神经根受刺激或压迫所致,主要症状为颈、肩痛并沿颈神经根放射,重者为阵发性剧痛,影响工作及睡眠。

（3）脊髓型:表现为下肢发紧、发麻、无力、行走困难,上肢发麻、手部肌力弱、持物不稳,甚至出现下肢瘫痪,卧床不起。

（4）椎动脉型:各种因素导致椎动脉受到刺激或压迫,使血管狭窄、扭曲而造成椎-基底动脉供血不足而致,表现为头痛,头晕,并可有恶心、耳鸣、耳聋、目昏等,甚而猝倒,猝倒后因颈部位置改变,可立即清醒。

（5）交感神经型:表现为偏头痛、眼窝胀痛、目昏、胸闷、心悸、面部出汗异常等交感神经症状。

【按摩方法】

(1)按揉头颈部:患者取坐位,术者一手扶起患者肩部,另一手以拇指和其他四指揉捏其颈项部肌肉,动作要柔和。此法具有放松肌肉的作用,对颈项屈伸旋转不利疗效显著。(图139)

(2)滚揉肩部:患者屈肘,操作者自上而下滚揉患者肩部肌肉,手法要连贯,力度要适中。能疏通经络,促进血液循环。此法适用于肩背部疼痛不适。(图140)

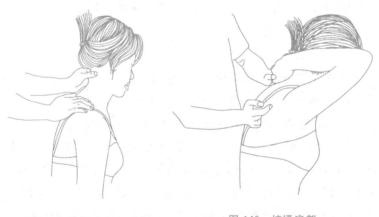

图139 按揉头颈部   图140 滚揉肩部

(3)捏拿肩肌:双手拇指和其他四指对合,从患者颈上端到三角肌,由上到下,反复捏拿。此法可疏通经络,拨离粘连。(图141)

(4)滚揉上肢外侧肌:术者用一手手臂托住患者的上肢,用另一手滚揉患者的上肢外侧肌肉。此法可松解粘连,放松肌肉。(图142)

(5)捏拿上肢:术者一手握住患者的腕部,用另一手捏拿

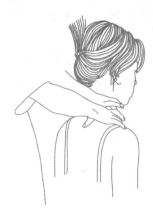

图 141　捏拿肩肌

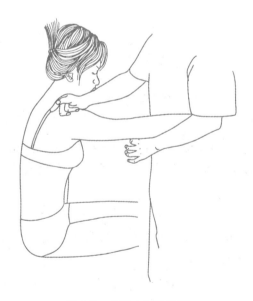

图 142　揉揉上肢外侧肌

其上肢肌肉,用力不可过大。此法可理顺肌筋,行气活血。
(图 128)

(6)抖抻上肢:双手握住患者手腕部,借助身体后倾,向上抖抻上肢。此法能松解粘连,滑利关节,舒筋活络。(图 143)

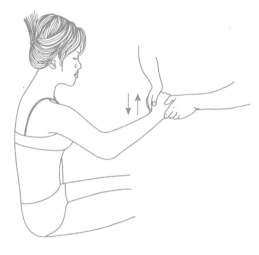

图 143　抖抻上肢

(7)牵拉手指:一手握患者手腕,另一手食指、中指指节压住患者的手指指节末端,拇指至小指依次向上拔抻。(图 144)

(8)叠掌按揉:双手掌重叠在患者的肩背部,自上而下,循序按揉,按揉时要以顺时针方向为主。此法能理顺肌筋,行气活血。(图 145)

(9)揉推肩肌:一手扶患者的肩部,另一手横推肩部肌肉。此法有舒筋活血,松弛肌筋,消肿止痛的功效。(图 146)

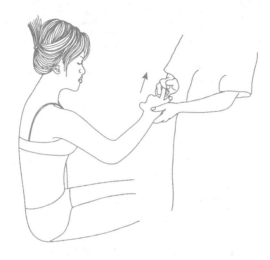

图 144　牵拉手指

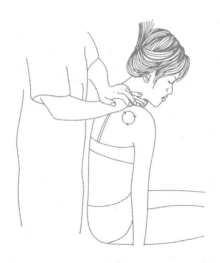

图 145　叠掌按揉

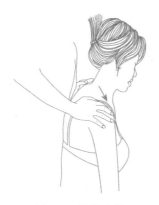

图 146　揉推肩肌

　　(10)拔抻上肢:术者一手横推患者的颈部,另一手抓住手腕,用力向后拔抻。此法可以解痉活血,舒展肌筋,滑利关节。(图 147)

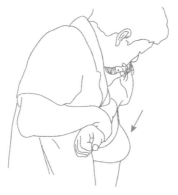

图 147　拔抻上肢

　　(11)前颈旋转拔抻:一手托住患者的下颌,另一手捏其颈部,边捏揉,边旋转其颈部,然后用力向上拔抻。此法具有松解粘连,滑利关节,舒筋活络的作用。(图 148)

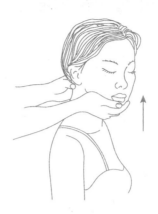

图 148　前颈旋转拔抻

(12)整理动作。(图 149)

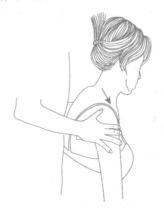

图 149　整理动作

【辨证加减】

(1)颈型颈椎病：常规手法加按揉肌痉挛处。

(2)神经根型颈椎病：常规手法加按揉天宗穴,天宗穴在

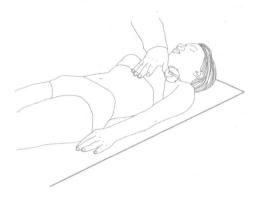

图 150　按揉天宗穴

肩胛区,肩胛冈中点与肩胛骨下角连线上 1/3 与下 2/3 交点
凹陷处(图 150、图 151)。点按上肢穴位(曲池、手三里、外关、
合谷)(图 152 至图 158),㨰上肢(图 159),搓抖上肢(图 160)。

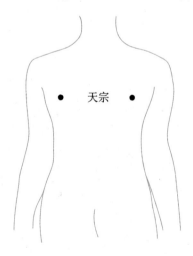

天宗

图 151　天宗位置

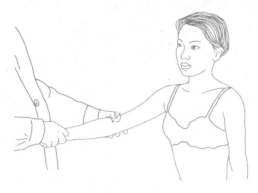

图 152　按揉曲池

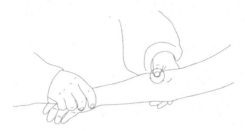

图 153　按揉手三里

● 手三里

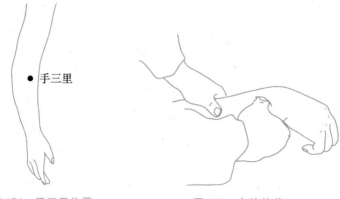

图 154　手三里位置　　　　图 155　点按外关

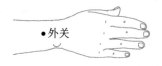

图 156　外关位置

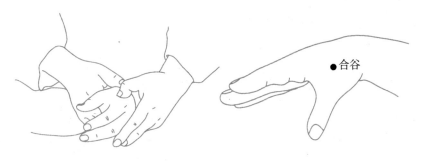

图 157　点按合谷　　　　　　　　图 158　合谷位置

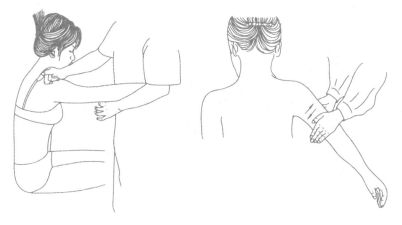

图 159　擦上肢　　　　　　　　　图 160　搓抖上肢

【自我按摩】

（1）以一手食指、中指末节指腹揉颈侧及项部各2分钟，拿捏颈间处肌肉5～10次，自枕骨下沿颈棘突拨项韧带5～7遍。（图161、图162）

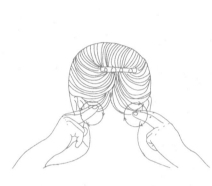

图161 揉颈

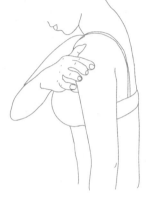

图162 拿捏颈间处肌肉

（2）按揉双上肢曲池、手三里、合谷，再擦命门、八髎。伴头痛者，加揉攒竹、鱼腰、风池、太阳。鱼腰位于额部，瞳孔直上，眉毛中点。（图163至图165）

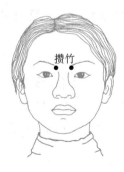

图163 攒竹位置

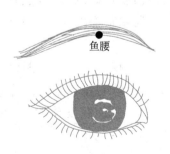

图164 鱼腰位置

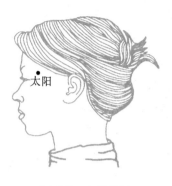

图 165　太阳位置

（十三）慢性腰肌劳损

慢性腰肌劳损是指腰骶部肌肉、筋膜等软组织慢性损伤。在慢性腰痛中，本病占的比例最大，多因腰部软组织的急性损伤未得到及时治疗或治疗不彻底转变而来，也可由于一些平常不足以致伤的外力，因反复持续的牵拉、挤压、震荡，超出了腰部的代偿功能而产生。按摩能对腰背部的软组织损伤有良好的效果，能补益肝肾、舒筋活络、温经通络，有效地消除腰部的疼痛与酸胀。

【临床表现】

（1）腰骶部一侧或两侧酸痛不舒，时轻时重，缠绵不愈。

（2）酸痛在劳累后加剧，休息后减轻，阴雨天加重。

（3）在急性发作时，各种症状均显著加重，腰部活动受限。

【按摩方法】

（1）掌根按揉：患者取俯卧位，术者用掌根按揉腰部

3～5 分钟。（图 166）

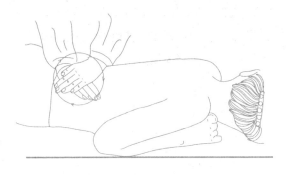

图 166　掌根按揉

（2）拍背部：沿背部至骶部用拍法进行治疗，以皮肤微红为度。也可用拳背在腰部治疗 2～3 分钟。（图 167）

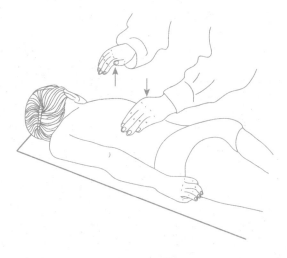

图 167　拍背部

（3）**热敷**：手法结束后在患处热敷。

（4）**按揉背部穴位**：患者取俯卧位，放松肌肉，用两手拇指指腹按揉背部肾俞、关元俞、膀胱俞、腰压痛点各 1 分钟，以有酸胀感为度。（图 168 至图 170）

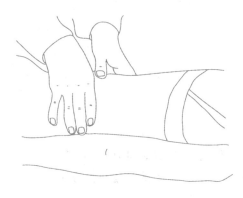

图 168　按揉肾俞

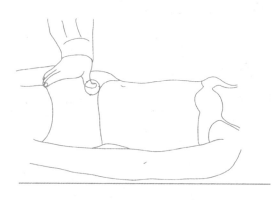

图 169　按揉关元俞

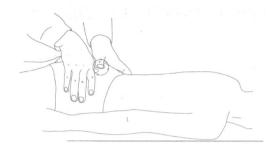

图 170　按揉膀胱俞

（5）掌根按揉穴位：患者取俯卧位，全身肌肉放松，术者立于其左侧，用手掌根自脊柱右侧骶棘肌上端按揉并下至腰骶部，重点按揉肾俞、关元俞、膀胱俞、腰背部压痛点，重复进行 5 次。术者再立于其右侧，换手同法操作。最后自上而下用掌根按揉脊柱各关节棘突，重复进行 3 次。（图 171）

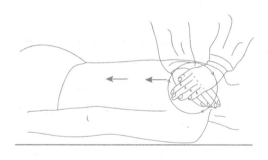

图 171　掌根按揉穴位

【注意事项】

（1）患者宜睡硬板床。

（2）劳动时注意经常变换姿势，纠正习惯性不良姿势，同时以宽皮带束腰，以保护腰部肌肉。

(3)平常应加强腰肌锻炼,以增强腰肌力量,减少腰肌损伤。

(4)常用锻炼方法有仰卧挺腹,俯卧鱼跃等。

(十四)急性腰扭伤

急性腰扭伤是指因腰部脊柱两侧肌肉急性损伤而引起的腰部疼痛、活动障碍为主症的一种病症。损伤可涉及肌肉、筋膜、韧带、椎间小关节和关节囊、腰骶关节及骶髂关节。急性腰扭伤一般应卧床休息 1～3 周,以利于腰部软组织的修复,通过按摩可以行气活血,舒筋通络。

【临床表现】

由于损伤部位不同,临床出现的症状也各有所异。

(1)腰肌损伤者常有腰部撕裂感,随之而剧痛,腰不能直立。

(2)韧带损伤大多有负重前屈或外伤史,有的能觉察到断裂的响声。

(3)腰骶关节损伤者,常因腰骶部剧痛而不能直立,用手叉腰或支撑膝部,步行迟缓,表情痛苦,咳嗽喷嚏时腰痛加剧,腰部前倾。

(4)急性骶髂关节损伤者,有腰部旋转外伤史,骶髂部剧痛,不敢转身,可伴有下肢放射痛。

(5)骨盆挤压和分离试验、"4"字试验、直腿抬高试验均为阳性。

【按摩方法】

(1)弹拨法:患者取俯卧位,在损伤的局部施以轻柔的弹

拨法 20～30 次。弹拨力量不可过重。(图 172)

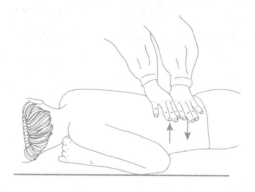

图 172　弹拨法

(2)后伸扳法:术者一手抱住患者的双下肢,另一手扶其腰部,左右扳其腰部。(图 173)

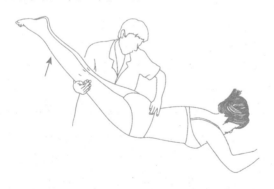

图 173　后伸扳法

(3)坐位旋转复位法:患者坐于小方凳上,助手站于患者对面,用双下肢夹住患者左小腿及膝部,以防施术时患者自行左右转动。术者将右上肢由患者左腋下穿过,伸向左后方,使右手扣于其颈后,将左手拇指置于向左偏歪的棘突的左侧。使患者尽量向前弯腰,并向左侧弯曲,以后在屈曲位,用右手扶住颈后部,将患者向左旋转,并向左侧弯曲,同时用左手拇指将偏歪棘突推向右侧。如操作正确,可听到"咯噔"声,手法即告成功。本法操作切忌不可暴力,盲目追求声响。家庭操作不熟练时应避免使用。(图174)

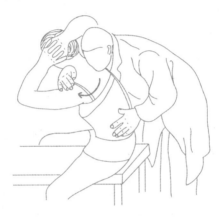

图 174 坐位旋转复位法

(4)点按穴位、掐人中、后溪:疼痛剧烈者可点按委中、承山等以止痛。青壮年体质较强者可以掐人中,拿捏跟腱,并可掐后溪,并嘱患者活动腰部。委中穴在膝后区,腘横纹中点,股二头肌腱与半腱肌肌腱的中间。承山穴在小腿后区,腓肠肌两肌腹与肌腱交角处。后溪穴在手掌尺侧,第5掌指关节尺侧近端赤白肉际凹陷处。(图175至图178)

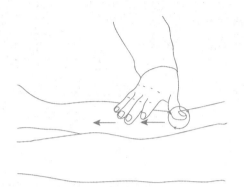

图 175　点按委中、承山、阳陵泉

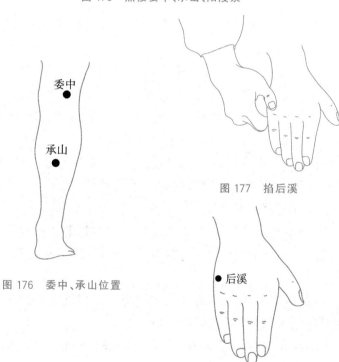

图 176　委中、承山位置

图 177　掐后溪

图 178　后溪位置

【注意事项】

(1)按摩后,患者宜卧板床休息 3～5 天,并注意局部保暖。

(2)损伤 24 小时内,腰部禁忌热敷,以免局部出血加重。

(3)损伤 24 小时后,患部可做热敷,每日 1 次,每次 10分钟。

(十五)腰椎间盘突出症

腰椎间盘突出症又称腰椎间盘纤维环破裂症、腰椎间盘脱出症等,是因椎间盘退变、破裂后压迫神经根而出现的综合征。治疗腰椎间盘突出症要取得满意的疗效,必须进行综合治疗。通过按摩能降低椎间盘内压力,促使髓核回纳,松解粘连,减轻对腰神经根的压迫,并使局部血液循环加快,有利于一些致痛、致炎物质的吸收和神经恢复。中央型腰椎间盘突出症,并有脊髓或马尾受压症状,如鞍区麻痹、大小便功能障碍等,不宜采用按摩,应考虑手术疗法。

【临床表现】

(1)腰痛伴有下肢放射痛,咳嗽、打喷嚏、用力排便、步行、弯腰、伸膝起坐等都会使疼痛加重,腰部活动受限,脊柱侧弯。

(2)后期可出现小腿和足部麻木、下肢肌力下降和患肢温度降低等,腰部可找到压痛点。

(3)CT 证实病变部位,以腰$_{4～5}$和腰$_5$～骶$_1$之间椎间盘突出最为多见。

【按摩方法】

(1)擦揉股前肌:用单手擦揉股前肌。此法有舒筋活血,松肌理气的作用。(图179)

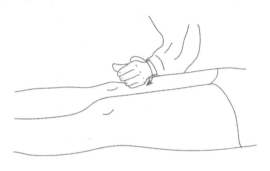

图179 擦揉股前肌

(2)提拿股前肌:双手拇指与四指对合,从患者的大腿根至足踝部,提拿股前肌。大腿部用力比小腿部用力可适当大些。此法具有舒筋活血,温阳解痉的效果。(图180)

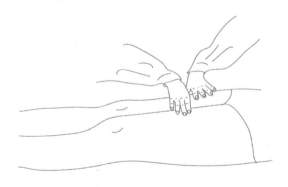

图180 提拿股前肌

（3）双弓拳按压：双手握空拳，按压患者的下肢内侧肌肉。此法有解除疲劳，行气活血的功效。（图181）

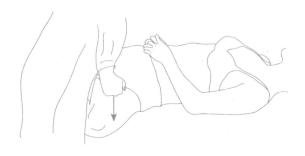

图181　双弓拳按压

（4）搓揉后背肌：用小鱼际由上至下，搓揉患者脊柱及两侧肌肉。此法具有解痉止痛，调理脏腑的功效，适用于颈椎病、腰背酸痛、脊柱活动不利等。（图182）

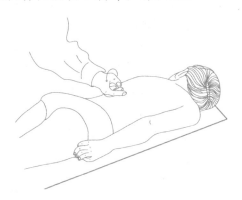

图182　搓揉后背肌

（5）叠掌按压：双手重叠，按压患者的腰背，要用掌根用力。此法具有舒筋活血，解痉安神的效果。（图183）

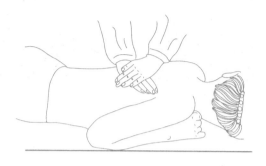

图183　叠掌按压

（6）肘点腰眼：一手扶住患者的背部，用另一肘肩，点击腰眼，用力以患者能忍受为宜。此法具有温肾祛瘀，健脊的作用。（图184）

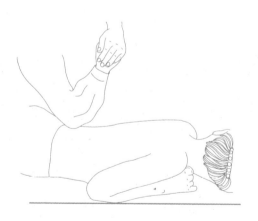

图184　肘点腰眼

（7）按揉腰臀肌：叠掌按揉患者的腰臀肌。此方具有温肾祛瘀，益肾壮腰之功效。（图185）

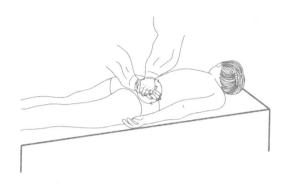

图 185　按揉腰臀肌

（8）指点腰肌：双手拇指点压患者的腰部及臀部，先点后压，使力量均匀渗透。此法可以有效通经、整骨、复位。（图186）

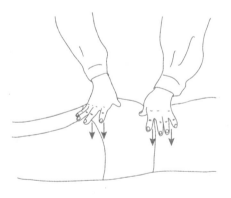

图 186　指点腰肌

（9）双弓拳按压腰背肌：双手握空拳，逐点按压患者的腰背部肌肉。此法有通利关节、整骨、复位的效果。（图187）

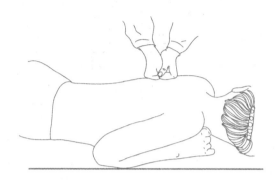

图 187　双弓拳按压腰背肌

（10）肘拨承扶穴：一手扶住患者的腰部，用另一肘尖拨揉承扶穴。此法具有强腰健脊，壮腰止痛的功效。承扶穴在股后区，臀沟的中点。（图 188、图 189）

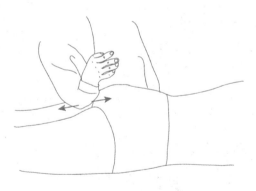

图 188　肘拨承扶

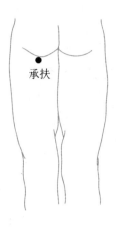

图 189　承扶位置

（11）指压臀大肌：双手拇指相对，指压患者的臀部肌肉，要揉中带点，点揉结合。此法可舒筋活血，解痉止痛。（图190）

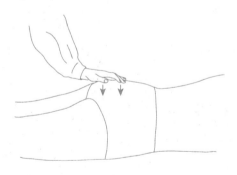

图 190　指压臀大肌

（12）双弓拳按压股后肌：双手握空拳，按压患者的股后侧肌肉，用力要轻柔，以患者能够耐受为宜。此法可以通络

化瘀,散寒止痛。(图191)

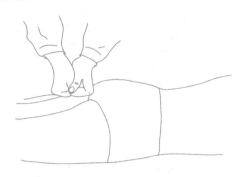

图191 双弓拳按压股后肌

(13)撩揉腘窝:先用拳撩揉腘窝,后弯曲患者腿部,用四肢揉按腘窝。此法有和血疏经,益肾温阳的功效,能疏经活络,促进血液循环。(图192)

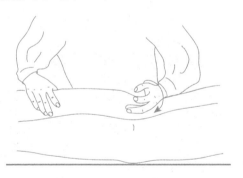

图192 撩揉腘窝

(14)提拿下肢后侧:双手呈钳状,提拿患者股后肌,拿、提、放动作连续进行。此法能舒筋活络,促进血液循环。(图193)

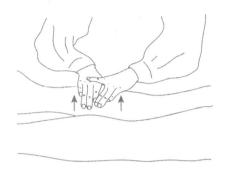

图 193　提拿下肢后侧

（15）擦揉下肢后侧：单手擦揉患者下肢后侧的肌肉，以有酸胀感为宜。此法有调和气血，活血化瘀，舒筋活络的功效。（图 194）

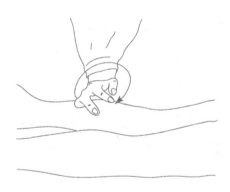

图 194　擦揉下肢后侧

（16）屈压下肢：一手扶患者的足踝部，另一手按其膝窝，用扶足踝的手用力向后屈压小腿。此法可以解除疲劳，放松肌肉，滑利关节。（图 195）

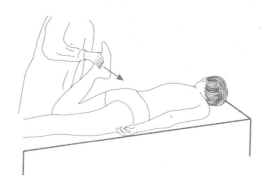

图 195　屈压下肢

　　(17)叩打全身:用单手叩击患者背部及下肢。此法有放松全身肌肉,解除疲劳的作用。(图 196)

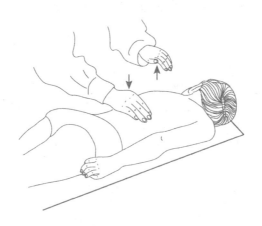

图 196　叩打全身

　　(18)肘点腰肌:患者侧卧,术者一手扶其肩部,用另一手肘尖点揉腰肌。(图 197)

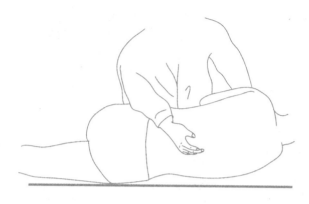

图 197　肘点腰肌

（19）抖抻下肢：双手握住患者的足踝部，用力抻拉其下肢。此法可疏通脉络，滑利关节，松解粘连。（图 198）

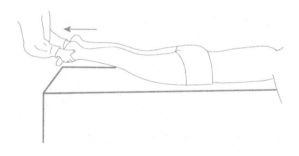

图 198　抖抻下肢

（20）侧扳肩：患者双手抱头，术者一手扶起腰部，另一手穿过抱头的手臂，斜方向用力扳动肩部。（图 199）

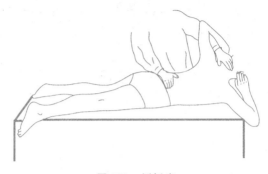

图 199　侧扳肩

（21）扳腰：一手抱住患者的双下肢，另一手扶其腰部，左右扳其腰部。（图 200）

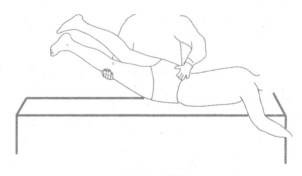

图 200　扳腰

【注意事项】

（1）治疗期间患者要卧硬板床休息，注意腰部保暖。

（2）急性发作期间，要绝对卧床休息，最好大小便也不要下床。

（3）恢复期患者起床活动，可用护腰保护腰部。

（4）同时可开始锻炼腰肌，仰卧挺腹和俯卧鱼跃是最简

单、也是最有效的方法,每次各做 5～10 个,每日早晚各 1
次,持之以恒,终身受益。

(十六)坐骨神经痛

坐骨神经是全身最大的神经,其支配运动和感觉的区域
非常广泛。坐骨神经痛常表现为患侧下肢呈屈曲状态,甚至
打喷嚏、咳嗽、用力排便时会有疼痛感。对于坐骨神经痛,按
摩是较有效的治疗方法,通过按摩可调节改善全身的功能状
态,疏导患部经气,加强患部血液循环,促进神经功能恢复。
如能长期坚持,即可治愈。

【临床表现】

(1)坐骨神经痛多呈持续性疼痛阵发性加剧,很少出现
间歇痛。

(2)疼痛呈钝痛、刺痛、烧灼痛或刀割样痛,从臀部沿大
腿后、小腿后外侧向足部放射。

(3)行走、咳嗽、喷嚏、弯腰、活动下肢时疼痛加重。

【按摩方法】

(1)振颤腹肌:用单侧手掌,振颤腹部,操作时要以腕关
节的快速摆动带动侧掌振颤。此法有理气宣肺,平衡阴阳,
疏风活血的功效。(图 201)

(2)捏拿下肢:双手拇指和其他四指对合,从患者大腿上
端到足踝部,由上到下,反复捏拿。此法能产生通经益肾的
作用。(图 202)

(3)拳搓下肢:单手握空拳,搓压患者的下肢,由上到下,
反复搓压。此法可调气止痛,通经散寒。(图 203)

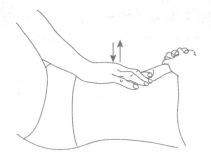

图 201　振颤腹肌

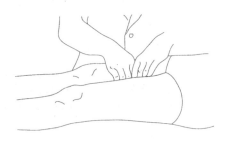

图 202　捏拿下肢

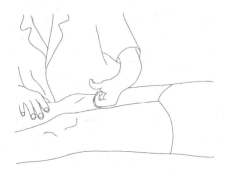

图 203　拳擦下肢

（4）点揉股前肌：双手掌虎口张开，卡住患者下肢，拇指指压大腿肌肉，向下垂直用力。此法有解除疲劳，行气活血的功效。（图 204）

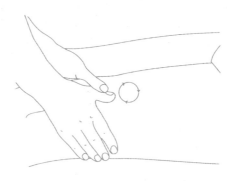

图 204　点揉股前肌

（5）抻展下肢：一手扶住患者的小腿，另一手按住其膝部，拉抻旋转下肢。此法可以拉抻肌腱，改善关节活动度。（图 205）

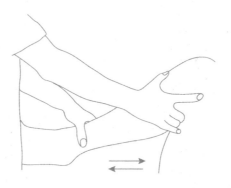

图 205　抻展下肢

（6）屈压下肢：一手握住患者的小腿，另一手向前屈压，用力不可过大，以患者能耐受为宜。此法能消除下肢的疲劳，有促进血液循环的作用。（图206）

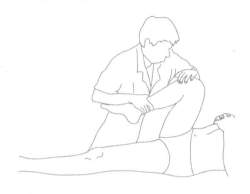

图206　屈压下肢

（7）横扳腿：患者下肢呈四字弯曲，术者一手扶其膝部，另一手握住其足踝部，向侧面横扳。注意用力要和缓，不可过猛。此法能滑利关节，强健腰腿。（图207）

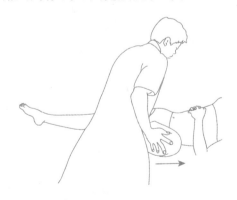

图207　横扳腿

（8）叩击股前肌：以单身叩击患者股前肌，用力要均匀。此法有缓解肌肉紧张、酸麻、胀痛的效果。（图208）

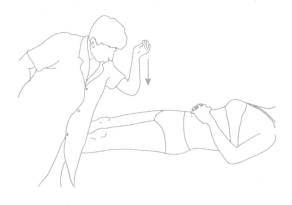

图208　叩击股前肌

（9）按揉腰肌：将两手掌重叠放在患者腰阳关穴处按压，然后左右晃动腰部。患者腰部肌肉应充分放松。此法能壮腰止痛。（图209）

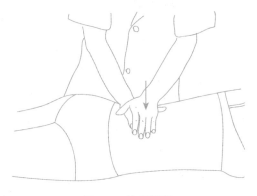

图209　按揉腰肌

（10）弓拳压腰臀肌：双手重叠握空拳，自上而下，以拳面搽压患者的腰臀肌。对体弱者应用虚拳。此法具有解痉止痛，调理脏腑之功效。（图210）

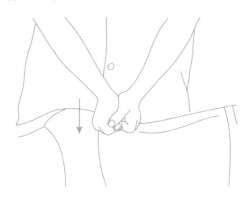

图210　弓拳压腰臀肌

（11）捏拿臀肌：患者下肢呈四字形弯曲，术者双手拇指与四指对合，轻柔捏拿臀部肌肉。此法可以疏经活血、舒展肌筋、松弛肌肉，解除臀部肌肉疲劳。（图211）

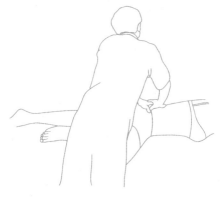

图211　捏拿臀肌

（12）上扳下肢：术者一手搂住患者的大腿，另一手按住腰部，抻直患者下肢的同时上扳，两手配合，逐渐加力。此法能松解粘连，促进血液循环。（图212）

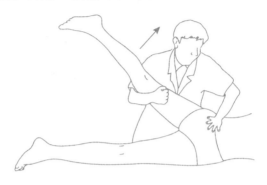

图212　上扳下肢

（13）侧扳腿：术者一手握住患者的足踝，另一手按住其腰部，握足踝的手向外扳拉。此法具有松解粘连，滑利关节，舒筋活络的作用。（图213）

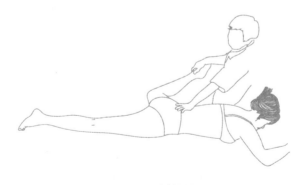

图213　侧扳腿

（14）双扳腰：一手握住患者的下肢，缓慢扳动并叩击腰部。此法具有舒筋松骨，滑利关节的作用。（图214）

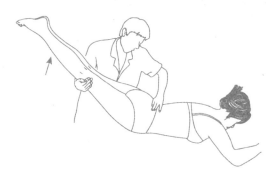

图214　双扳腰

（15）整理背部及腰部：双手同侧或对角按压患者背部，然后一手扶住患者的腰部，另一手搓理下肢。此法能松解粘连，促进血液循环。（图215）

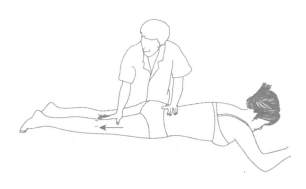

图215　整理背部及腰部

（16）双旋腰：患者双腿弯曲，术者一手自膝窝穿过，另一手扶其肩部，使其腰部斜向扳动，并向胸部扳压，用力要适中。此法可以滑利关节，松解肌筋。（图216）

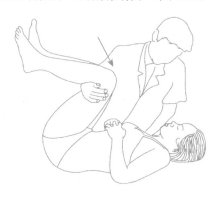

图216　双旋腰

（17）抻腿：双手握住患者的足踝处，用力抻拉其下肢。此法可疏松脉络，滑利关节，松解粘连。（图217）

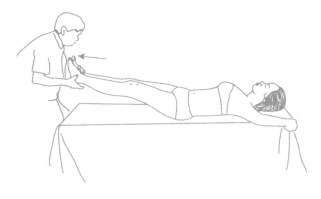

图217　抻腿

【注意事项】

(1)本病发作期间应卧硬板床,时间以 3～4 周为宜,当症状缓解时,方可下床开始锻炼。

(2)患者应注意保暖防潮,避免感受风寒。

(3)加强体育锻炼,如腰肌锻炼、打太极拳等,平时多注意活动和劳动姿势。

(4)由于肿瘤压迫或子宫附件炎等引起疼痛者,要及时治疗原发病。

(十七)梨状肌损伤

梨状肌损伤是指因梨状肌受损后产生的臀部及下肢部疼痛为主的病症。通过按摩能舒筋活血、消炎镇痛、松解粘连,使坐骨神经受卡压状态消失,达到治疗的目的。

【临床表现】

(1)臀部及下腰部酸胀、无力、发沉、发凉、疼痛,并伴有小腹部、大腿后侧、小腿外侧甚至足背、足趾的放射痛,排除了腰椎的问题后,就要考虑是否梨状肌损伤。

(2)患侧臀部疼痛,严重者可呈刀割样痛,并向下肢放射。由于疼痛,患者跛行,向患侧弯曲,夜不能寐。

【按摩方法】

(1)弹拨梨状肌:患者取俯卧位,术者立于患侧,双手拇指作用于梨状肌垂直方向,缓缓弹拨 3～5 分钟。或用食指、中指、无名指三指弹拨梨状肌。(图 218)

(2)肘压梨状肌体表投影区。(图 219)

(3)肘推大腿:肘推坐骨神经在大腿体表处的投影区。

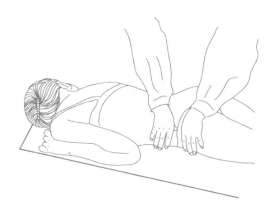

图 218　弹拨梨状肌

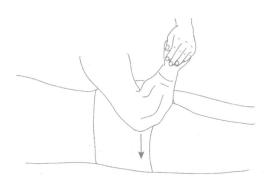

图 219　肘压梨状肌体表投影区

（图 220）

　　（4）压腿敲击：患者取仰卧位，施压腿敲击治疗。（图 221）

　　（5）热敷：热敷梨状肌体表投影处。

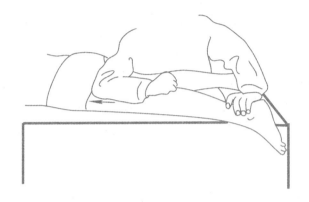

图 220　肘推大腿

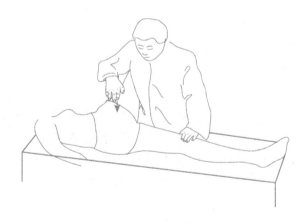

图 221　压腿敲击

【注意事项】

局部注意保暖。

（十八）棘上韧带损伤

棘上韧带损伤又称棘上韧带炎，是指腰部前屈时受外力或负重，棘上韧带处于紧张状态，而腰部肌肉的收缩力不够所造成的损伤。本病多见于长期弯腰而不注意劳动姿势的人群及伏案工作者。

【临床表现】

（1）多有慢性弯腰劳损史或急性损伤史。

（2）压痛点表浅，局限于棘突顶部位或在棘突顶部上下缘骨面上。

（3）腰背部中线疼痛，局限于 1～2 个棘突尖部，可向颈部或臀部放射，弯腰或劳累后加重，休息后减轻。

（4）抬物试验阳性。

【按摩方法】

（1）按揉痛点：患者取坐位，术者站于其身后，一手拇指指腹放在痛点上，其余四指微屈，扶于患者身上，稍用力下压，同时带动指下组织作轻柔缓和地环旋揉动。注意拇指要紧贴穴位，按揉速度需和缓不急。每个痛点按揉 4～5 分钟。（图 222）

（2）点揉穴位：患者取俯卧位，术者站于其身侧，用拇指指端分别点按委中、承山穴。点穴力量要大，每穴 1 分钟。（图 175、图 176）

（3）弹拨痛点：患者取俯卧位，术者站于其身侧，以偏锋着力，稍用力下压，从棘突处痛点向脊柱另一侧弹拨，弹拨方向与棘上韧带走行方向一致，一般 4～5 次。（图 223）

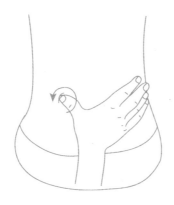

图 222　按揉痛点

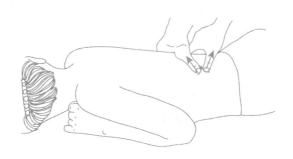

图 223　弹拨痛点

　　（4）横擦腰骶：患者取坐位，以一手的尺侧置于患者腰骶部，做横向直线往返擦动患者腰骶部，以局部皮肤微红温热为度。本法浮而不沉，作用于肌肤滑而不滞，比摩法速度快，着力持续连贯，速度均匀而和缓。（图 224）

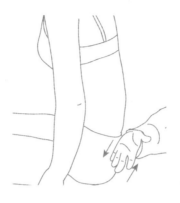

图 224　横擦腰骶

【注意事项】

(1)注意保暖,避免受凉。

(2)尽量避免腰部前屈和负重。

(十九)棘间韧带损伤

棘间韧带损伤是指因脊柱突然过度扭转牵拉而损伤。多见于长期弯腰工作者。

【临床表现】

(1)多有脊柱过度屈曲、扭转外伤史。

(2)棘突间有深在性胀痛,脊柱扭转活动受限。

(3)行走时脊柱呈僵硬状。

【按摩方法】

(1)按揉痛点:患者取坐位,术者站于其身后,一手拇指指腹放在痛点上,其余四指微屈扶于患者身上,稍用力下压,同时带动指下组织做轻柔缓和的环旋揉动。注意拇指要紧贴穴

位,按揉速度需和缓不急。每个痛点 4～5 分钟。(图 222)

(2)点揉穴位:患者俯卧位,用双手拇指点揉肾俞、气海俞、大肠俞、委中、承山等穴。施术时先将拇指指端置于施术部位用力向下按压以后,再加以环旋揉动。(图 168、图 225)

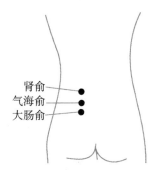

图 225　穴位图

(3)弹拨痛点:患者俯卧位,术者站于其身侧,双手拇指叠放后置于病变部位两侧约 1 寸的肌肉处,逐渐用力向下压,沿肌肉走行方向横行弹拨,每侧 4～5 次。(图 223)

(4)小鱼际擦腰肌:患者俯卧位,术者站于其身侧,用一手小鱼际着力于脊柱两旁的腰肌上,做上下往返的擦动,以局部皮肤微红温热为度。每侧腰肌 3～5 分钟。(图 226)

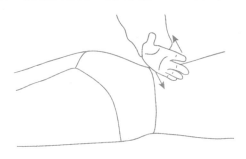

图 226　小鱼际擦腰肌

【注意事项】

(1)注意保暖,避免受凉。

(2)尽量避免腰部前屈和负重。

（二十）腰骶关节韧带损伤

腰骶是脊柱的枢纽,人体承重活动较大的关节,体重压力和外来冲击力多集中于此。腰骶韧带遭受外力时能够引起急性损伤和慢性劳损。

【临床表现】

(1)有外伤史,腰骶疼痛,急性腰痛过后有隐痛。

(2)腰部屈伸受限,劳累和受寒时加重。

(3)腰骶间有压痛,腰过伸时压痛更明显。

【按摩方法】

(1)双掌叠揉:双掌重叠,按揉腰骶部,使出现痛感,持续1分钟。（图227）

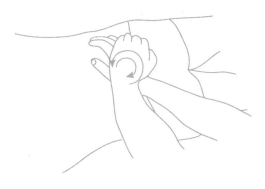

图 227　双掌叠揉

(2)前臂滚揉:前臂滚揉腰骶部肌肉和韧带,有痛点处滚揉时间稍长些。（图228）

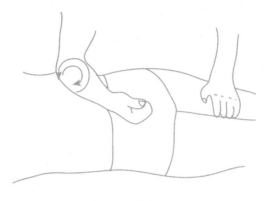

图 228　前臂搽揉

（3）拇指拨揉：拇指拨揉腰骶部，从轻渐重，反复多次拨揉（图 229）

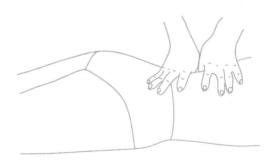

图 229　拇指拨揉

（4）肘尖顶压

①在距腰$_5$嵴 1 横指，距骶首 1 横指处用肘尖顶压，使出现胀感，维持 1 分钟，然后慢起。（图 230）

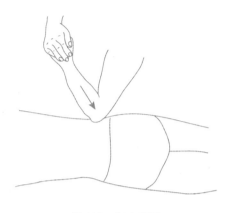

图 230　肘尖顶压

②用肘尖顶压环跳,逐渐加力,使出现胀感,维持 1 分钟,然后慢放。(图 231)

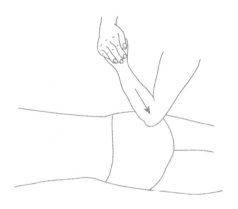

图 231　肘尖顶压

(5)斜扳:一肘推肩向上后,另一肘压扒髋部,先牵引再斜扳,以出现弹响为度。(图 232)

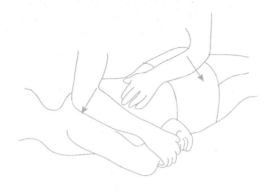

图 232 斜扳

（6）活动骨盆：患者屈膝屈髋，术者双手握患者双膝，旋扭数次。（图 233）

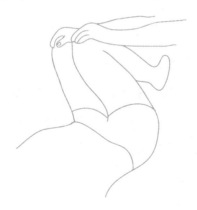

图 233 活动骨盆

【自我按摩】

（1）搓擦腰骶：双手可直接搓擦腰骶皮肤至热，然后以热手捂住局部。最好暴露皮肤搓擦。（图 234）

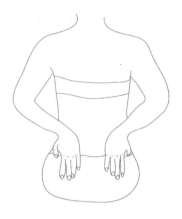

图 234　搓擦腰骶

（2）按揉腰肌：用拇指背节或拳节按揉腰肌，时间和力度可自己掌握。（图 235）

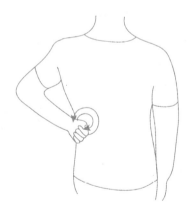

图 235　按揉腰肌

（3）叉腰扭动：左右扭转腰部，反复进行，缓慢开始，逐渐加快。（图 236）

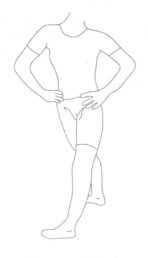

图 236　叉腰扭动

【注意事项】

（1）注意保暖，避免受凉。

（2）尽量避免腰部前屈和负重。

（二十一）腰椎后关节综合征

在腰部突然闪挫或弯腰前屈和旋转时，可使腰椎后关节张开吸入滑膜，形成嵌顿。先天畸形更易引发此病。

【临床表现】

（1）受伤后剧痛，活动障碍，强迫体位。

（2）腰肌紧张，腰椎棘突偏歪，可有后凸畸形、压痛，可触及棘突上剥离感，压痛。

（3）X线片可见异常。

【按摩方法】

（1）顺藤摸瓜：患者取俯卧位，术者左手固定，右手掌自上而下，从肩胛骨内侧推摩至后踝。稍加牵引，逐次加力，反复2～4次，使患者舒适、放松。（图237）

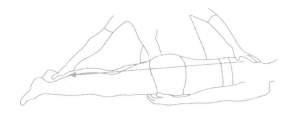

图237　顺藤摸瓜

（2）双掌叠揉：双掌重叠，自上而下，按揉背腰竖脊肌、后肌、臀肌和腿部后方的肌肉。此法除使肌肉放松、缓解痉挛外，还为下一步按摩打下基础。（图238）

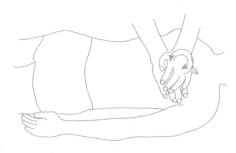

图238　双掌叠揉

（3）前臂掖揉：用前臂和肘掖揉腰背肌，由轻渐重，从上而下。对硬、冷、痛的部位要减力，延长掖揉时间，即能达到解痉、止痛的目的，持续数分钟。（图239）

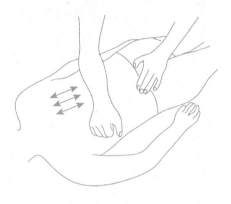

图 239　前臂搽揉

（4）拇指拿揉：拇指着力，从轻渐重，拿揉腰肌，疼痛处可延长时间，不要用力太猛。（图 240）

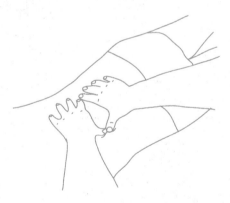

图 240　拇指拿揉

（5）双拇指按揉：双拇指从上而下，依次按揉膀胱经腧穴，2～4 次。（图 241）

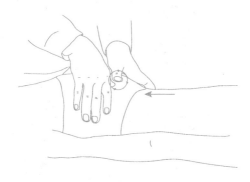

图 241　双拇指按揉

（6）肘尖顶压

①在距腰$_5$嵴 1 横指，距骶首 1 横指处用肘尖顶压，使出现胀感，维持 1 分钟，然后慢起。（图 230）

②用肘尖顶压环跳，逐渐加力，使出现胀感，维持 1 分钟，然后慢放。（图 231）

（7）压牵抖：助手双掌压腰，术者持续牵引半分钟后抖动。（图 242）

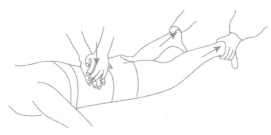

图 242　压牵抖

（8）斜扳：一肘推肩向上后，另一肘压扒髋部，先牵引再斜扳，以出现弹响为度。（图 232）

【注意事项】

(1)注意保暖,避免受凉。

(2)尽量避免腰部前屈和负重。

(二十二)腰椎管狭窄症

腰椎管狭窄症是指因为各种原因引起的腰椎管骨性或纤维性增生、位移,并由此导致刺激、压迫脊神经根、马尾神经而引起的一系列临床症状。近年来,随着生活水平的提高和检查手段的更新及多样化,使对腰椎管狭窄症的诊断率大大提高。此病常见的有间歇性跛行,腰神经根压迫症,肌萎缩,生理前凸减小等证。

【临床表现】

(1)多发于 40−60 岁劳动者,男多于女,可有外伤史。

(2)有明显间歇性跛行,无明显根性神经痛,弯腰或骑车症状减轻,后伸时加重,多为中央型。

(3)直腿抬高试验有时阳性,加强试验阴性,股神经牵拉试验阴性,腰部过伸试验阳性。

(4)X线片检查可确诊。

【按摩方法】

(1)顺藤摸瓜:患者取俯卧位,术者左手固定,右手掌自上而下,从肩胛骨内侧推摩至后踝。稍加牵引,逐次加力,反复 2~4 次,使患者舒适、放松。(图 237)

(2)双掌叠揉:双掌重叠,自上而下,按揉背腰竖脊肌、后肌、臀肌和腿部后方的肌肉。此法除使肌肉放松、缓解痉挛外,还为下一步按摩打下基础。(图 238)

（3）压指滚揉：右拇指横贴，左掌根和鱼际按压其上，在推揉中使局部受到刺激，由轻渐重，从上而下，对硬、冷、痛的部位要先减力，延长滚揉时间，即能达到解痉、止痛的目的，持续数分钟。（图243）

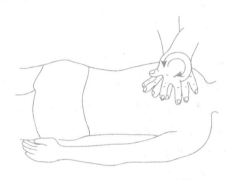

图243　压指滚揉

（4）拇指推拨：双拇指推拨竖脊肌中硬性条索。此法能解除瘢痕粘连，恢复肌肉弹性，改善血液循环。（图244）

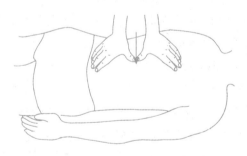

图244　拇指推拨

（5）前臂滚揉：前臂和肘滚揉腰背肌，由轻渐重，从上而下。对硬、冷、痛的部位要减力，延长滚揉时间，即能达到解

痉、止痛的目的,持续数分钟。(图 239)

(6)肘尖压推

①肘尖顶压竖脊肌,压而推,从上而下进行,依次压推,两侧均压推,对有硬节处重点压推,持续 1～2 分钟。(图 245)

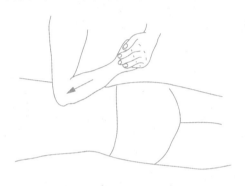

图 245 肘尖压推竖脊肌

②肘尖压推梨状肌,向外下慢推,逐次加力,有硬结和痛处推 2～4 次。(图 246)

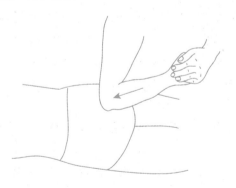

图 246 肘尖压推梨状肌

（7）双掌按揉：双掌依次按揉臀部和股部及小腿部，重点在痛点和硬结处，可加力按揉，持续 1～2 分钟。（图 247）

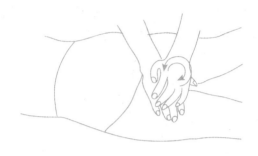

图 247　双掌按揉

（8）肘尖顶压

①在距腰₅嵴 1 横指，距骶首 1 横指处用肘尖顶压，使出现胀感，维持 1 分钟，然后慢起。（图 230）

②用肘尖顶压环跳，逐渐加力，使出现胀感，维持 1 分钟，然后慢放。（图 231）

（9）牵引：助手双掌压腰，术者持续牵引半分钟后抖动。（图 241）

（10）斜扳：一肘推肩向上后，另一肘压髋部，先牵引再斜扳，以出现弹响为度。（图 232）

【注意事项】

（1）若按摩治疗后症状不能缓解，则宜尽快到医院进行检查、治疗。

（2）配合腰骶部热敷、牵引、理疗，疗效更佳。

（3）积极参加锻炼，活动腰椎关节，伸展肢体，加强腰背部肌肉的力量，预防腰椎间盘突出症。

（二十三）腰椎滑脱症

腰椎滑脱症又称椎弓裂，也有脊部不连者称真直性滑脱，因脊椎骨性关节炎所致的滑脱为假性滑脱。外伤和劳损可使病情加重，腰$_{4\sim5}$椎多见。

【临床表现】

（1）长期慢性腰痛，站立、弯腰时加重，卧床休息减轻。

（2）坐骨神经痛。

（3）马尾神经症状表现为鞍区麻木，大小便失禁，下肢肌肉软弱麻痹或间歇性跛行。

（4）患椎棘突处压痛，腰椎活动前屈受限。病变处有阶梯感。

【按摩方法】

（1）双掌叠揉：双掌重叠，自上而下，按揉背腰竖脊肌、后肌、臀肌和腿部后方的肌肉。此法除使肌肉放松、缓解痉挛外，还为下一步按摩打下基础。（图238）

（2）前臂滚揉：前臂和肘滚揉腰背肌，由轻渐重，从上而下。对硬、冷、痛的部位要减力，延长滚揉时间，即能达到解痉、止痛的目的，持续数分钟。（图244）

（3）拇指按压：双拇指从上而下，依次按压背腰部膀胱经腧经，2～4次。（图240）

（4）肘尖顶压

①在距腰$_5$嵴1横指，距骶首1横指处用肘尖顶压，使出现胀感，维持1分钟，然后慢起。（图230）

②用肘尖顶压环跳，逐渐加力，使出现胀感，维持1分

钟,然后慢放。(图231)

(5)叩击:虚拳叩击背、腰、臀、腿,应有节奏感,使患者轻松、愉快、全身放松。(图248)

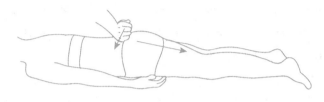

图248　叩击

(6)屈牵下肢:左手扶膝,右手握踝,屈膝屈髋,再突然拉伸。重复3次。(图249)

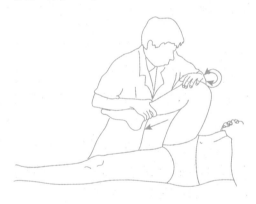

图249　屈牵下肢

(7)斜扳:一肘推肩向上后,另一肘压扒髋部,先牵引再斜扳,以出现弹响为度。

(8)压牵抖:助手双掌压腰,术者持续牵引半分钟后抖动。(图242)

【注意事项】

尽量减少腰部活动量和负重。

(二十四)腰椎骨质增生

腰椎骨质增生又称腰椎肥大性脊柱炎、腰椎退变、老年性脊柱炎和腰椎骨关节病等。本病多见于老年人,中性劳损也可促使本病发作。常因外伤劳累、受寒引起,腰呈板状,僵硬,可导致坐骨神经痛症状。

【临床表现】

(1)慢性背酸痛、发僵,晨起和夜间疼痛。

(2)活动后疼痛减轻,过劳、冷、潮可使疼痛加重,可引起坐骨神经痛。

(3)直腿抬高试验阳性,加强试验阳性。

(4)X线片可显示腰椎骨质增生和椎间孔不对称变化,椎体可发生移位。

【按摩方法】

(1)顺藤摸瓜:患者俯卧位,术者左手固定,右手掌自上而下,从肩胛骨内侧推摩至后踝。稍加牵引,逐次加力,反复2～4次,使患者舒适、放松。(图237)

(2)双掌叠揉:双掌重叠,自上而下,按揉背腰竖脊肌、后肌、臀肌和腿部后方的肌肉,除使肌肉放松、缓解痉挛外,还为下一步按摩打下基础。(图238)

(3)拇指按揉:双拇指从上而下,依次按揉膀胱经腧穴,2～4次。(图241)

(4)前臂滚揉:前臂和肘滚揉腰背肌,由轻渐重,从上而下。对硬、冷、痛的部位要减力,延长滚揉时间,即能达到解

痉、止痛的目的,持续数分钟。(图 239)

(5)踩腰:左脚站床,右脚尖或脚跟踩揉腰部,用力要适中,以患者能耐受为度。(图 250)

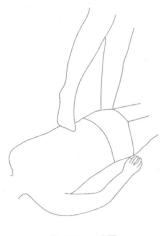

图 250　踩腰

(6)向下蹬骨盆:用脚后跟和脚趾踩、点、拨揉骨盆。(图 251)

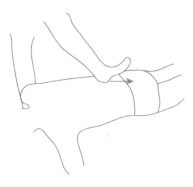

图 251　向下蹬骨盆

（7）踩揉大腿：一脚站在体外，一脚踩在患者大腿部，由轻到重缓缓踩和揉，持续 1～3 分钟。（图 252）

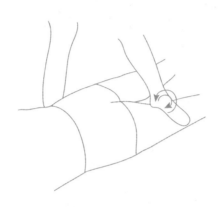

图 252　踩揉大腿

（8）踩揉小腿：一脚站在体外，一脚踩在患者小腿部，由轻到重缓缓踩和揉，持续 1～3 分钟。（图 253）

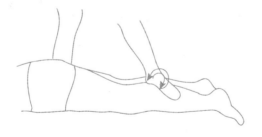

图 253　踩揉小腿

（9）跪揉腰骶：膝从殷门依次向下跪揉股后，直至腘窝上方。（图 254）

（10）跪揉臀部：将两膝逐一跪在臀部环跳处，前后移动

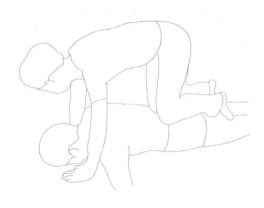

图 254　跪揉腰骶

上半身,以膝跪揉臀部,小腿给予配合。(图 255)

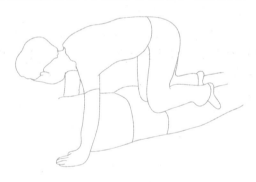

图 255　跪揉臀部

　　(11)叩击:虚拳叩击背、腰、臀、腿,有节奏、有乐感,使患者轻松、愉快、全身放松。(图 248)

　　(12)后伸牵腰:用于第 5 腰椎前压缩,助手双掌重叠按压第 5 腰椎,术者持续牵引双下肢半分钟后,用力牵并抖动,有复位作用。(图 256)

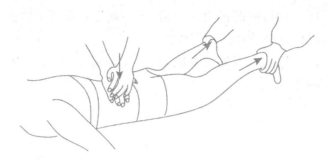

图 256　后伸牵腰

(13)肘尖顶压

①在距腰$_5$崤 1 横指,距骶首 1 横指处用肘尖顶压,使出现胀感,维持 1 分钟,然后慢起。(图 230)

②用肘尖顶压环跳,逐渐加力,使出现胀感,维持 1 分钟,然后慢放。(图 231)

(14)膏摩:背腰部膏摩是重要的手法,用掌根均匀推摩。可以逐渐加力,能有效地解除腰肌的痉挛,疏经活血。(图 257)

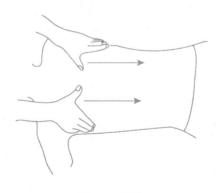

图 257　膏摩

（15）斜扳：一肘推肩向上后，另一肘压扒髋部，先牵引再斜扳，以出现弹响为度。（图232）

（16）摇踝：左手握踝并固定，右手握脚掌，正反摇踝各3圈。（图258）

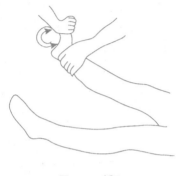

图258　摇踝

（17）摇膝：右手从足底握住脚跟，左手扶膝，依次加大力度，正反摇膝各3圈。（图259）

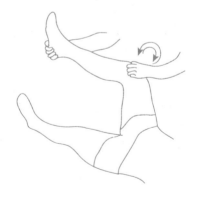

图259　摇膝

（18）摇髋：右手握住踝上部，左手扶膝，两手配合，依次正反摇髋关节，逐次加大角度。（图 260）

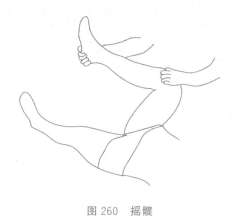

图 260　摇髋

【注意事项】

尽量减少腰部活动量和负重。

（二十五）颈背肌筋膜炎

颈背肌筋膜炎是指肌肉和筋膜的无菌性炎症反应。该病多见于长期从事体力劳动者和长时间坐位工作者。患者多表现为持续性或者间断性的肌肉疼痛、酸软无力等症状。造成颈背肌筋膜炎的原因各异，通过按摩可以达到预期的治疗效果。

【临床表现】

（1）肩胛内侧缘酸痛。

（2）痛区触诊可触及大小不一、数量不等的结节。

（3）局部压痛明显。

【按摩方法】

（1）鱼际揉法：患者取俯卧位，术者用掌或大小鱼际，以轻缓的力度在病变部位及周围做揉、搓、推、摩等法，约5分钟，可以加速局部血液循环，疏通经络。然后按摩肩井2～3分钟。（图261）

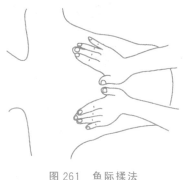

图261　鱼际揉法

（2）拇指按压：术者用拇指按压患者肝俞、脾俞、肾俞、腰阳关、膈俞、夹脊各30～50下。（图168）

（3）三指提拿、弹拨：术者用双手拇指、食指、中指三指提拿、弹拨肌筋膜3～5下。（图262）

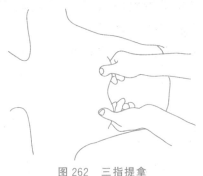

图262　三指提拿

(4)拇指按揉：术者用双手拇指在患者腰骶八髎处，反复用力按揉30～50下。(图263)

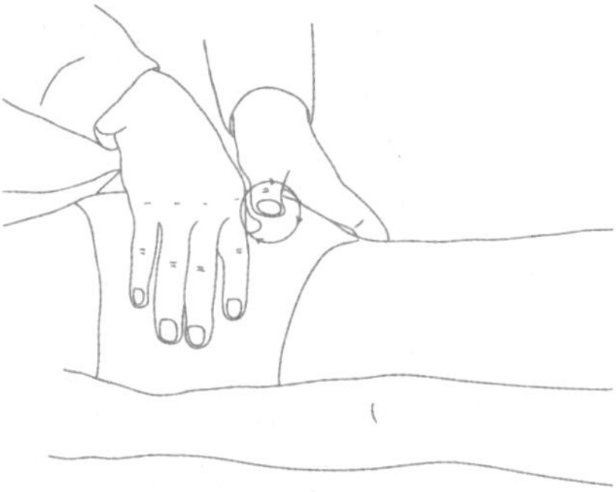

图263　拇指按揉八髎

【注意事项】

(1)注意保暖，避免受凉。

(2)可以进行局部热敷。

(二十六)腰背部肌肉萎缩

腰背部肌肉萎缩是指腰背部肌肉体积缩小、退变，肌纤维变细甚至消失。根据中医辨证施治理论，经常按摩萎缩的肌肉周围，可促进血液循环，使肌肉能得到充足的营养，促使肌肉逐渐恢复正常，如能长期坚持按摩，对于腰背部肌肉萎缩有很好的治疗效果。

【临床表现】

患者常表现为肌无力、萎缩、脾胃虚弱、食欲缺乏等症状。

【按摩方法】

(1)拿、揿腰背部肌肉：患者取俯卧位，术者用拿法沿其骶棘肌的内外缘、背阔肌、腹外斜肌、臀大肌及大小腿后外侧肌群,反复操作 3～5 遍。然后再换擦法,沿同样的路径反复操作 3～5 遍。(图 264)

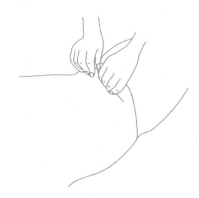

图 264　拿、擦腰背部肌肉

(2)按揉腰背部:术者以掌根或小鱼际,按揉腰背部,从上至下,边揉边移动,反复操作 3～5 遍,以腰部皮肤感到微热为宜。然后术者以小鱼际置于腰骶部,沿其脊柱向上推揉,由下而上,反复操作 5～10 遍。(图 265)

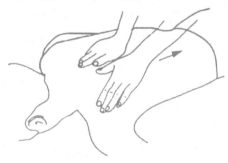

图 265　掌根按揉腰背部

（3）拇指按揉：术者用拇指指端按揉肩井、肩中俞、气海俞、肩贞、天宗、天髎、曲垣、肝俞、脾俞、肾俞各 20～30 次。然后对各穴位及其周围实施搌法，以有温热感产生并向全身放散为宜。（图 266、图 267）

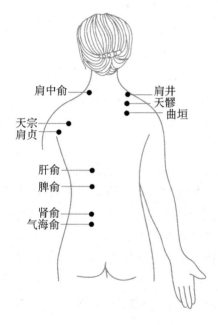

图 266　穴位图

（4）拍打腰背部肌肉：术者用掌背击打或用虚掌拍打腰背部肌肉，重点拍打萎缩处肌肉。然后，术者用拇指端按揉患者的肝俞、脾俞、肾俞各 20～30 次。（图 196）

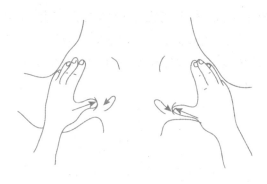

图 267 拇指按揉肩井

【注意事项】

（1）劳逸结合，忌强行性功能锻炼。

（2）合理调配饮食结构，肌萎缩患者需要高蛋白、高能量饮食补充，提供神经细胞和骨骼肌细胞重建所必需的物质，以增强肌力、增长肌肉。

（3）注意预防感冒、胃肠炎，不然病情加重，病程延长。

（二十七）胸椎小关节紊乱综合征

胸椎小关节紊乱综合征俗称"岔气"，是指胸椎小关节的急、慢性损伤，一般是由于外伤或长期坐卧姿势不良，使胸椎小关节发生侧向错移，导致疼痛和活动功能障碍。按摩治疗本病可迅速缓解疼痛，有很好的疗效。

【临床表现】

（1）本病多发生于第 3～7 胸椎，青壮年较多见，女性多于男性。

（2）背部局限性疼痛不适，局部压痛。

（3）损伤较重的时候，可以出现伴随呼吸而产生的肋间神经窜痛。

【按摩方法】

（1）滚压痛点周围：患者取俯卧位，术者站其身旁。在背部找到明确的压痛点。在压痛点周围轻轻施以滚法、一指禅推法，先健侧，再患侧，以感觉患者局部肌肉放松为准。（图268）

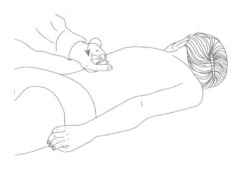

图 268　滚压痛点周围

（2）拇指叠点法：用双手拇指相叠点法，点按背部大杼、风门、肺俞、心俞、膈俞、肝俞、阿是穴，各半分钟，或以患者能耐受为度。（图269、图270）

（3）弹拨背部：若能在患者后背部触及结节或条索时，可施以弹拨法，以患者能耐受为度。（图223）

（4）治疗痛点：用散法、擦法，并结合推法在痛点施局部治疗，以透热为度。（图271）

（5）分推两胁：两手掌根循胁肋部分推两胁，并在背部施以拍法。（图272）

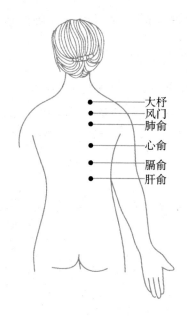

大杼

风门

肺俞

心俞

膈俞

肝俞

图 269　穴位图

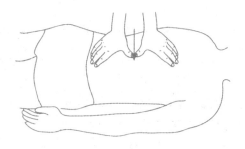

图 270　拇指叠点肝俞

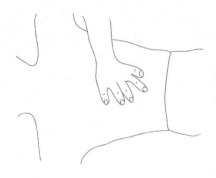

图 271　治疗痛点

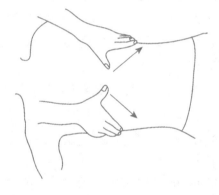

图 272　分推两胁

【注意事项】

(1)越早治疗,疗效越好。

(2)复位后,配合局部热敷、理疗效果更好。

(3)局部注意保暖,避免寒冷刺激。

(二十八)腰椎后关节紊乱

腰椎后关节紊乱是指当各种扭转外力使腰椎小关节的接触面发生解剖位置改变或滑膜嵌入关节间隙,不能自行复位,而导致腰部疼痛、功能失常的一系列临床综合征。又称腰椎后关节半脱位、腰椎骨错缝。好发于下腰椎。

【临床表现】

(1)多有扭腰病史。

(2)下腰部突然剧烈疼痛,腰部活动功能受限。

(3)滑膜嵌顿半脱位者,多有屈身旋腰或下蹲位过久突然起立病史,压痛点多位于腰$_4$、腰$_5$、骶$_1$棘突旁1~2厘米处。后伸障碍明显。

(4)腰椎后伸试验阳性,双膝双髋屈曲试验阳性。

(5)X线片可见腰椎后关节排列方向不对称,腰椎侧弯和后突,椎间隙左右宽窄不等。

【按摩方法】

(1)㨰揉松筋:患者取俯卧位,术者站在患侧侧方,用小指、无名指和中指背侧及掌指关节着力于脊柱两侧的骶棘肌,腰部肌肉。先由病变远端或健侧逐渐向主痛部位㨰揉,力量由轻到重,时间3~5分钟。(图268)

(2)掌按脊柱:术者双掌重叠,以掌根着力于脊柱,自上而下轻轻按压3~5次,重点是下腰椎,力量不可过重。(图273)

(3)点揉穴位:术者站其身侧,用双手拇指点揉膈俞、大肠俞、腰阳关、八髎、委中等穴。施术时先用拇指指端置于施

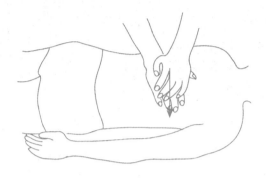

图 273   掌按脊柱

术部位用力向下按压以后,再加以环旋揉动。(图 175、图 274、图 275)

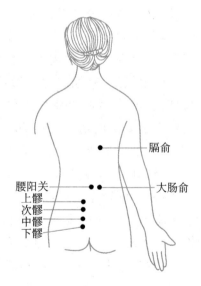

图 274   穴位图

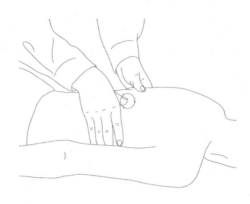

图 275　点揉膈俞

(4)腰椎旋转复位法：以右侧旋转为例,患者取坐位,右手置于颈后。助手用双手固定患者大腿部,术者站于患者右后方,置于患者颈后,左手拇指置于偏歪的棘突。先使患者腰椎左侧屈右旋转最大限度后,右手用力将腰椎向右侧屈旋转,此动作是一个稍增大幅度,有控制力的瞬间旋转的扳动。同时左手拇指用力向左推按偏歪的棘突。常可听到弹响或指下有棘突位移感,表示复位成功。(图 276)

(5)斜扳：术者一肘推肩向上后,另一肘压扒髋部,先牵引再斜扳,以出现弹响为度。(图 232)

(6)腰部牵引法：助手固定患者两腋下,术者双手分别握其踝部,与助手作对抗牵引,使患者腹部略抬离床面,1～2分钟,而后慢慢松开。重复 3～5 次。(图 277)

(7)屈髋屈膝运动法：患者改取仰卧位,患侧肢体屈髋屈膝。术者一手固定膝部,一手握踝部,做髋关节顺、逆时针摇法,各 5～8 次。同时用力按压膝关节,使其尽量靠近胸部,再用力抖拉下肢,使其伸直,3～5 次。(图 278)

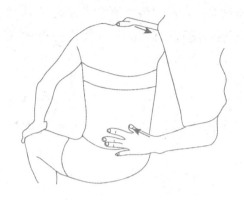

图 276　腰椎旋转复位法

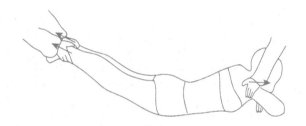

图 277　腰部牵引法

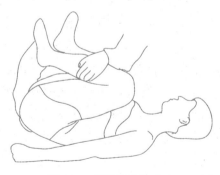

图 278　屈髋屈膝运动法

(8)横擦腰骶:患者改取坐位,术者站于其旁,施术时以手的尺侧置于患者腰骶部,做横向直线往返擦动,以局部皮肤微红温热为度。(图224)

【注意事项】

(1)注意保暖,避免受凉。

(2)复位成功后,1周内腰部禁止做腰部旋转活动。

(二十九)强直性脊柱炎

强直性脊柱炎是一种常见关节疾病,是主要累及骶髂关节和脊柱的慢性炎症性疾病,并常累及中轴外系统,也可波及其他关节及内脏,又是一种自身免疫性疾病。本病后期脊柱或关节强直,股骨头与髋臼之间已有骨小梁融合时病情不可逆转,造成畸形与残疾,是严重危害人类身体健康的疾病。

【临床表现】

(1)早期为下腰部脊柱周围疼痛、僵硬,受累的周围关节和韧带附着处疼痛,进而可出现坐骨神经疼痛。晚期可形成脊柱部分或全部"竹节"样变,导致脊柱强直或"驼背"畸形。

(2)大关节受累时,不对称为特点,下肢多于上肢。

(3)可出现眼部疾病,心传导功能紊乱,胸廓活动受限,泌尿系统感染等,少数患者还可出现病理反射。

(4)"4"字试验,骨盆分离试验和骨盆挤压试验均为阳性。

(5)X线片检查特征为骶髂关节病变与椎间隙边缘处的骨桥样韧带骨赘。

【按摩方法】

(1)搓揉松筋:患者取俯卧位,术者站其一侧,在脊柱两

侧骶棘肌用掌根按揉法或擦法,自上而下反复操作,手法要求柔和有力,约10分钟。(图268)

(2)点揉穴位:对肺俞、膈俞、脾俞、胃俞、三焦俞、肾俞、秩边、大椎、身柱、至阳、筋缩、命门、腰阳关、八髎等重点按揉。也可施弹拨法,以患者能耐受为度。(图24、图25、图168、图275)

(3)后伸扳法:以左侧为例,术者位于患者左侧,左手分别在腰部、腰骶部、骶髂部、髋关节部作向下按压的动作,右手握住患者的左腿或右腿做向后伸的动作,双手要同时用力,各3~5遍。(图279)

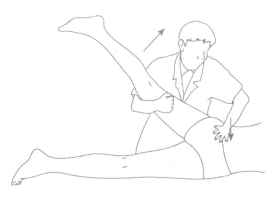

图279 后伸扳法

(4)髋关节被动旋转法:患者取仰卧位,术者一手按住膝关节,另一手握住踝上,将髋关节屈曲、内收、内旋,然后迅向下牵抖,使下肢伸直,如有弹响则效果较好。(图280)

(5)横擦腰骶:患者取坐位,术者站于其旁,施术时以手的尺侧置于患者腰骶部,做横向直线往返擦动,以局部皮肤微红温热为度。(图224)

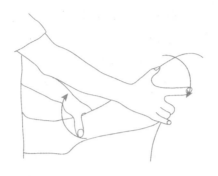

图 280　髋关节被动旋转法

【注意事项】

（1）本病若能及早发现，及时治疗，预后尚好。

（2）一旦发现本病，应坚持低枕平卧硬板床，以控制脊柱圆背畸形的发生、发展。

（3）本病发病后，肌肉、关节僵硬较明显，施术时以轻柔为主，切忌使用暴力手法。

（4）本病病程较长，应予多方法治疗。

（5）注意营养，不能过量饮酒，并注意保暖。

（三十）退行性脊柱炎

退行性脊柱炎又称肥大性脊柱炎、增生性脊柱炎、老年性脊柱炎、脊椎骨关节炎等，是指椎间盘退变狭窄，椎体边缘退变增生及小关节因退变而形成的骨关节病变。以椎体边缘增生和小关节肥大性变化为其主要特征。本病好发于中年以后，男性多于女性，长期从事体力劳动者易患此病。

【临床表现】

(1)早晨起床时腰部疼痛僵硬感,翻身不便,活动后可减轻或消失,但活动稍久、疲劳后,症状又可加重,休息后又能缓解。尤其是疲劳后,阴雨天症状加重。

(2)腰部生理前凸曲线减小或消失,弯腰受限制。

(3)腰部后伸试验阳性。

(4)X线片检查腰椎正侧位片常见的表现是椎体边缘有骨质增生,呈唇样增生或骨刺状,增生多见于椎体前缘和上、下缘的外侧。

【按摩方法】

(1)搓揉松筋:患者取俯卧位,术者站在患侧侧方,用小指、无名指和中指背侧及掌指关节着力于脊柱两侧的骶棘肌。自上而下3～5遍,力量由轻到重,时间5～8分钟。(图268)

(2)点揉穴位:取俯卧位,用拇指指端分别置于大肠俞、委中、承山、肾俞、腰阳关等穴位上,先用力向下点按穴位,同时拇指带动深层组织做轻柔缓和的环旋揉动以点揉穴位,每个穴位操作约1分钟。(图168、图175、图176、图274)

(3)弹拨痛点:取俯卧位,术者站于其患侧,在腰背压痛点上双手拇指重叠或并列与患处肌纤维肌腱成垂直方向,来回拨动6～7次,施术时力量集中于指端,以拇指端施力,其余四指放置于肢体另一侧起辅助支撑作用,将着力的指端插入肌筋缝隙之间或肌筋的起止点,由轻而重、由慢而快地弹而拨之。(图223)

(4)横擦腰骶:取坐位,术者站于其旁,施术时以手的尺侧置于患者腰骶部,做横向直线往返擦动,以局部皮肤微红

温热为度。(图 224)

【注意事项】

(1)注意保暖,避免受凉。

(2)适当进行功能锻炼。

(3)腰部宜用腰围固定,以增加腰椎的稳定性。

(三十一)产后腰痛

产后腰痛是指妇女在产褥期间,出现腰部酸楚、麻木、疼痛等症状,这些症状可以伴随其他症状同时出现,亦可单独存在。若能积极进行按摩治疗,一般可痊愈。

【临床表现】

(1)不能久站、久蹲、久坐,身体极易疲劳。

(2)腰部肌肉不能放松,始终处于紧张状态。

(3)初期表现为腰肌劳损的症状。

【按摩方法】

(1)揉搓腰背部:患者取俯卧,术者揉搓其腰背部。先用双掌推、摩腰背部 10～20 下,单掌或叠掌揉腰背部数分钟。接着,单掌搓肝俞至肾俞周围数分钟,或在疼痛部位施搓法 10～20 下。(图 227)

(2)点按穴位:用双手拇指分别点按患者背部肺俞、肝俞、脾俞、肾俞、大肠俞、风门、天宗穴各 30～50 下。(图 24、图 168)

(3)击打肩井:术者双手掌心相对,用力击打患者肩井周围 10～20 下。(图 281)

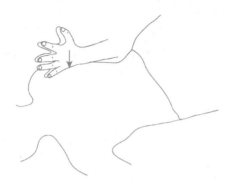

图 281　击打肩井

【注意事项】

(1)避免风寒,注意保暖。

(2)产房空气要清新流通,但要避免直接吹风,以免风寒入侵。

(3)忌进生冷食品,包括水果、汽水、饮料。

三、颈肩腰背部保健法

（一）颈部自我按摩疗法

上身的血液循环不畅时，会造出脸部浮肿、头痛、颈部和肩膀肌肉僵硬，容易疲劳。这时按摩颈部、肩膀以及大椎穴周围，可以在一定程度上改善血液循环。颈项部自我按摩具有松弛颈部肌肉，消除疲劳，调节血压，防治头痛、高血压、颈椎病及落枕等作用。

【操作方法】

（1）归挤项肌：端坐放松，两手交叉扣紧置于项后，以掌根着力，自两侧向中央归挤，以使颈部肌肉放松，从上至下反复操作5～10次，用力要沉稳。（图282）

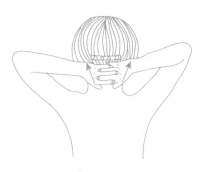

图 282　归挤项肌

（2）点揉风池：两手抱头，以两手拇指分别点揉两侧风池穴1分钟，点揉的方向应向内上方，以局部有酸痛感为宜。（图283）

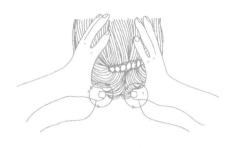

图283　点揉风池

（3）推抹桥宫：桥宫穴位于翳风至盆缺一线。用两手食指、中指、无名指指腹自上而下交替轻推桥宫，左手推右侧桥宫，右手推左侧桥宫。本法有调节血压的作用。操作时，注意应两侧交替进行，并且轻推即可，避免在局部用力按压，如此操作2～3分钟。（图284）

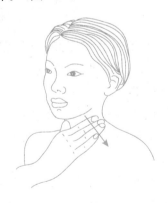

图284　推抹桥宫

(4)拿捏肩井:两手拇指与其余四指分别拿捏肩井穴或斜方肌,拿捏时先轻轻拿捏,然后略向上提,如此反复5～10次,并可用中指拨揉肩井穴3～5次。(图285)

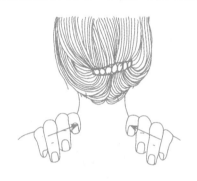

图285　拿捏肩井

(二)腰部自我按摩疗法

腰骶部自我保健按摩有温阳补肾,强腰壮骨,润肠通便的作用。

【操作方法】

(1)推擦尾闾:先将两手掌擦热,然后置于骶尾部,上下往返推擦,以透热为度,推擦时速度宜快,手掌要紧贴皮肤,时间2～3分钟。(图286)

(2)轻叩腰眼:两手握拳,以拳眼或拳背轻叩两侧腰眼或肾俞穴。操作时,两手交替进行,用力轻柔舒适,时间为2～3分钟。(图287)

(3)摩擦腰骶:两手掌置于腰骶部,先做上下往返直擦,约2分钟后再横擦腰骶部,用力应深沉,使产生的热透达深层组织。(图288)

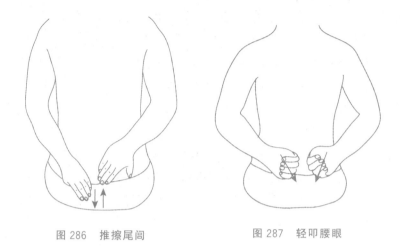

图 286　推擦尾闾　　　　　　图 287　轻叩腰眼

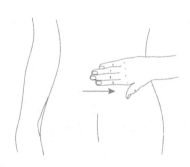

图 288　摩擦腰骶

（三）颈部锻炼法

颈部锻炼法能有效促进颈部血液循环，放松颈部肌肉。此法为预防和治疗颈椎病，便于工作之余和家中操练。

【操作方法】

（1）归挤项肌：端坐放松，两手交叉扣紧置于项后，以掌

根着力,自两侧向中央归挤,以使颈部肌肉放松,从上至下反复操作 5～10 次,用力要沉稳。(图 282)

(2)回头望月:两腿并立,两肩下垂。①两腿微屈,上体前倾 45°向右后旋转,头随旋转向后上望月,左手上举置头后方,右手置背后;②还原。方向相反,左、右各重复 4～8 次。(图 289)

(3)托天按地:两腿并立,两肩下垂。①右肘屈曲手心向上提起,翻掌向上突出,伸直手臂,左手臂微屈,左手用力下按,头后仰,向上看天;②还原。左右交换,重复 4～8 次。(图 290)

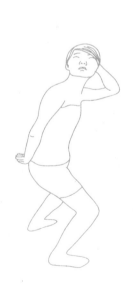

图 289　回头望月

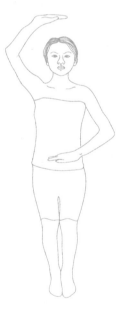

图 290　托天按地

（4）前伸探海：两腿分立，两手叉腰。①头颈前伸并转向左下方，两眼向前下，似向海底窥探；②还原。左、右交替，重复4～8次。（图291）

（5）伸颈拨背：两腿分立，两手叉腰。①头顶部向上伸，如头顶球状，每次持续3～5秒；②还原。重复8～16次。（图292）

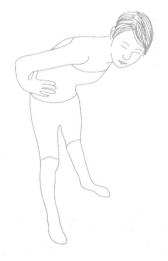

图291　前伸探海

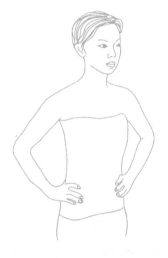

图292　伸颈拨背

（6）金狮摇头：两腿分立，两手叉腰。头颈放松，缓慢做大幅度旋转运动，依顺时针和逆时针方向交替进行，各4～8次。（图293）

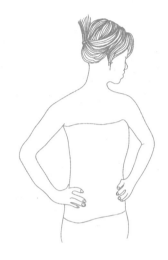

图 293　金狮摇头

（四）腰背部肌肉锻炼法

腰背部肌肉是保持胸椎、腰椎稳定的重要结构。加强腰背部肌肉锻炼，有助于维持及增强脊柱的稳定性，从而延缓脊柱劳损退变的进程，可以有效地预防急慢性腰背部损伤和疼痛的发生。

【操作方法】

（1）腹肌练习

①仰卧，双膝屈曲，双足踏于床面上，并将身体处于自然位。（图294）

②双手放于上腹部，下压时腹肌紧张，臀部肌肉收缩。

③头与上背部抬起，双手指尖尽可能够及膝盖顶部，缓慢还原。（图295）

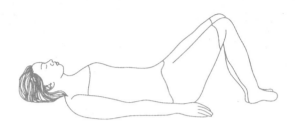

图 294　锻炼体位

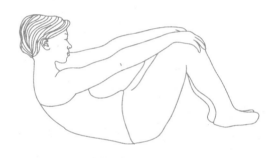

图 295　锻炼腹肌

（2）腰部牵伸练习

①仰卧，双膝屈曲，双足踏于床面上，并将身体处于自然位。（图 294）

②分别将左右膝屈曲抬起至最大限度，双手抱膝并轻轻向胸前下压，直至腰部有略微牵伸感为度。（图 296）

③依次将左右膝还原至起始位。

（3）腰部伸展练习

①仰卧，双膝屈曲，双足踏于床面上，并将身体处于自然位（图 294）。腹肌和臀部肌肉收缩，将臀部缓慢抬起，并保持在腰部平直状片刻。（图 296）

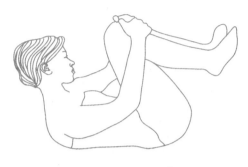

图 296　膝屈曲抬起

②双手、双膝支持跪位。使腰背向上"凸起",维持片刻,然后缓慢使腰背部"下塌",达到伸展位。还原至起始位,左膝由跪位抬起,左膝靠近左肘关节。向后伸直左膝,再将左膝还原至起始位。

③腹部贴于床面,双手向前上方抬起,同时双脚向后上方抬起,呈"飞燕"状,保持 5 秒,继续这组动作,重复 10 次。(图 297)

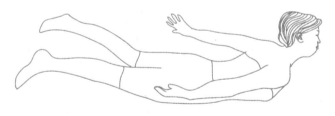

图 297　"飞燕"式

【注意事项】

(1)锻炼的过程要循序渐进。在锻炼初期,不要一味地求多求量,一般每日 3 次,每次 10 分钟,之后锻炼次数和强度可因人而异。

（2）锻炼切忌过猛、过量。过猛会拉伤肌肉，过量会加重局部肌肉负担，二者都会使原有的症状复发，甚者会引起新的病症。如果锻炼次日感到腰背部酸痛、不适、发僵，即表明运动过量。适当减少锻炼的强度和频率是最好的解决办法。

（五）脊柱保健操

现代社会，人们患颈椎、腰椎疾病的概率越来越高，它已严重影响了我们的日常工作和生活。为了摆脱这种困扰，下面给大家介绍一套脊柱保健操。

【操作方法】

（1）准备体位：俯卧于床上，脸朝下，两腿分开与肩同宽，手向前伸。抬臀，拱背，使身体呈弧形。膝盖和胳膊肘伸直，靠双脚和双手掌支撑。片刻后，使腹部下落至床面，头微仰。（图 298）

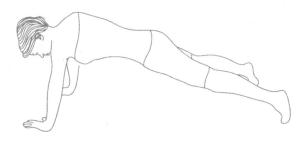

图 298　准备体位

（2）抬臀，拱背，手脚支撑，臂腿伸直，转动腰臀部，幅度越大越好。

（3）抬臀，拱背，低头，臂腿伸直，手脚支撑，手脚并用，绕床 1 周。

（4）仰卧于床上，双腿伸直。屈膝抬腿，膝盖向胸部附近贴近，同时抬起上身，双手抱膝，下颌尽量触及膝盖，保持 5 秒。

（5）仰卧于床上，屈腿，双手在身后支撑。迅速抬臀，使身体与床面平行。（图 299）

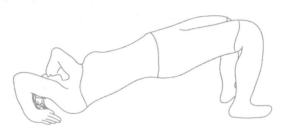

图 299　锻炼脊柱

（6）用一条毛巾，如搓澡状，在后背部反复擦动，操作半分钟，或以患者感觉透热为度。

【注意事项】

（1）在做此套运动时，要量力而行，不能依靠蛮力完成动作。

（2）锻炼的次数以自身能承受为度。

（六）颈部酸痛僵硬自我按摩法

颈部遍布着与头部连接的神经系统，是非常重要的部位，也是对压力反应敏感的部位。若颈部酸痛长期得不到缓解，就会引起头痛甚至肩膀肌肉硬化，所以应尽快消除颈部酸痛。颈部按摩可以自己进行，按摩的效果也非常明显。

【操作方法】

（1）两手食指、中指轻轻按压锁骨周围，同时由外向内做环形按摩。（图300）

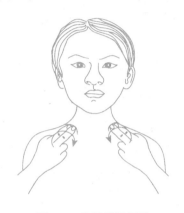

图300　按压锁骨周围

（2）将手掌放在耳朵下方，向下推至肩膀。操作方法（1）和（2）连续重复5次。（图301）

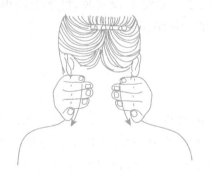

图301　推后颈部

（3）选择站姿，低头，拉伸背部肌肉，然后慢慢把头后仰，重复5次。（图302）

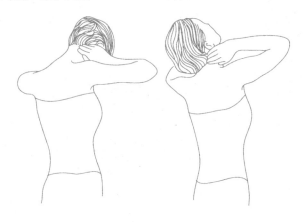

图302　拉伸背部肌肉

【注意事项】

（1）空闲时应经常转动颈部或拿捏颈部肌肉，防止僵硬。

（2）春、秋、冬三季温度较低时，可系上围巾；夏天可以用凉毛巾擦拭颈部，降低颈部温度。

（七）肩膀酸痛自我按摩法

肩膀酸痛是肩膀部位长期疲劳，使肌肉纠结而出现的症状。一般多发生在长时间使用电脑或姿势不正确的患者身上。严重时即使充分休息，疼痛和疲劳仍难以减轻。更严重者还会引起颈部疼痛，因此一定要在疼痛初期消除症状。

【操作方法】

（1）四指由耳后沿脖颈推至肩井穴，重复3次。（图303）

（2）轻揉耳后的脖颈部分，重复 3 次。（图 304）

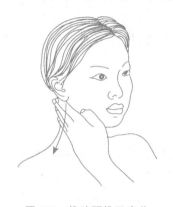 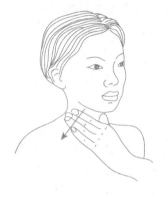

图 303　推脖颈推至肩井　　　　　　图 304　揉脖颈

（3）用三指慢慢按压脖根至肩头部位，重复 3 次。（图 305）

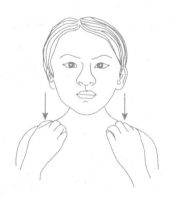

图 305　按压脖根至肩头

【注意事项】

（1）对于肩膀酸痛，进行热敷也是很有效的。在用热敷袋时,注意不能直接接触皮肤,而应隔着衣服或包着毛巾后再使用,以免烫伤皮肤。

(2)空闲时应经常拿捏肩部肌肉,刺激肩部穴位,达到放松肩部肌肉的作用。

(八)腰部酸痛自我按摩法

因肌肉紧张或血液循环不畅引起腰痛时,找到正确的穴位按压、揉摩即可缓解。但是,若腰痛是由内脏或者子宫、生殖器官疾病引起,不要轻易按摩。疼痛严重时一定要轻轻地按压。手和脚上的穴位与人体各个器官的经络相通,刺激手、脚上相应的穴位比直接刺激腰部穴位的效果更好。

【操作方法】

(1)按压后溪:腰部感到沉重或不能完全展开时可按压这个穴位。后溪位置,握拳时小指一侧生成的最大褶皱的外侧位置。

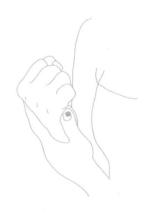

①将另一手的拇指放在穴位上按压。

②用指甲和指尖部分施以刺激,双手轮流做。每次 5 秒,重复 2 次。(图 306)

(2)按压照海:长时间驾驶造成腰部酸痛时,刺激这个穴位可以缓解疼痛。照海位置,脚部内踝高点正下缘凹陷处。

屈膝坐下,将拇指放在穴位上,其

图 306 按压后溪

余手指握住脚腕。照海部位肿胀严重时,要调节按压的力度,以不感觉疼痛的程度为最佳,双脚轮流按压。每次5秒,重复3次。(图307)

(3)按压昆仑:脊椎疼痛时可按压昆仑穴。昆仑位置,手指放在脚踝骨突起的位置上,向后朝着跟腱移动,其间感觉到凹陷的地方。

屈膝坐下,用手握住脚腕后侧,用拇指按压昆仑穴。双脚都要按压,如果其中一只肿胀严重则需重点按压。每次5秒,重复3～5次。(图308)

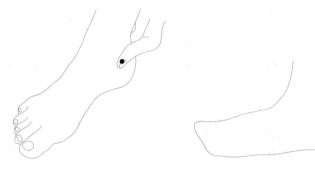

图307 按压照海　　　　　　　图308 按压昆仑

(4)弯腰动作1

准备体位:盘腿坐下,腰部挺直与下身保持90°,双手微微握拳置于膝盖上。(图309)

弯腰动作1:慢慢弯腰,尽量使额头碰到地面,再慢慢起身。整套动作做50次,一天重复4回以上。(图310)

(5)弯腰动作2:坐在椅子上,挺腰,膝盖并拢,打开手掌轻轻放在膝盖上,然后弯腰,将胸贴近膝盖。腰和额头保持

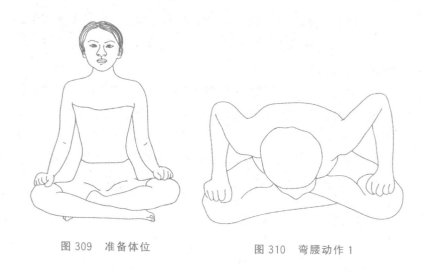

图 309　准备体位

图 310　弯腰动作 1

水平,坚持 10 秒,慢慢起身。连续做 50 次,一天重复 4 回以上。(图 311)

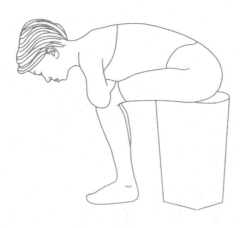

图 311　弯腰动作 2

【注意事项】

(1)多饮用食醋,食醋中富含促进糖类代谢的酸,可以减少肌肉内堆积的乳酸,对减轻肌肉疼痛、缓解身体疲劳非常有效。

(2)多吃韭菜可促进血液循环,对缓解腰部疼痛非常有效;黑豆对肾虚、容易浮肿、经常疲倦以及患风湿病的患者很有效。

(3)坐骨神经痛或腰椎间盘突出的患者不宜做(4)、(5)套动作。

(九)缓解宿醉背部按摩法

饮酒过多时,如不能尽快将乙醇分解,就会造成宿醉。由于饮酒过多有可能会呕吐,所以最好用按压背部的方式,而不宜按压腹部。

【操作方法】

(1)抚摩背部至臀部:取俯卧,用双掌沿患者脊椎从颈部抚摩至臀部。(图312)

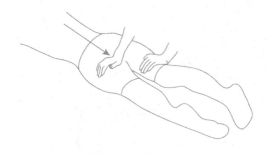

图312 抚摩背部至臀部

（2）按压两侧肋骨：两手中指从患者的背部中央按压至两侧肋骨。（图313）

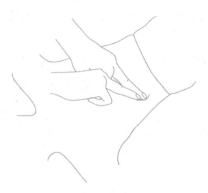

图313　按压两侧肋骨

（3）抚摩腰部：双掌放在患者的腰部，向外侧轻轻抚摩。（图314）

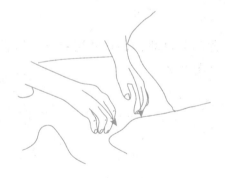

图314　抚摩腰部

【注意事项】

如果对背部施压太大，会导致血压升高、脉搏加快，因此应该用较轻的力度按摩。

（十）消除疲劳脊椎按摩法

感到疲劳时，可以刺激脊椎周围使身体得到放松。

【操作方法】

（1）沿脊椎两侧推至颈部：握拳，由患者臀部沿脊椎两侧肌肉纵线轻轻地推到颈部。（图315）

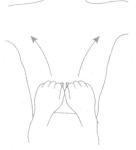

图315　沿脊椎两侧推至颈部

（2）摩颈部：用手指揉摩患者颈部末端。（图316）

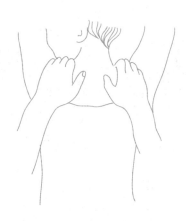

图316　揉摩颈部末端

【注意事项】

（1）不是直接按压脊椎，而是沿脊椎旁边的肌肉纵线进行按摩。

（2）用力不可过猛。

（十一）热淋浴自我按摩法

热淋浴按摩是一种很好的保健法。热淋浴可以使颈肩、腰背受热，还有治疗作用，再配合简单的手法按摩效果更好。

【操作方法】

（1）旋揉腹部：热淋浴中旋揉腹部，两手配合，10～20次，之后再左右推摩，效果明显。（图317）

（2）手背按推：淋浴时，腰部光滑，可用手背上下按推，使腰部得到按摩。（图318）

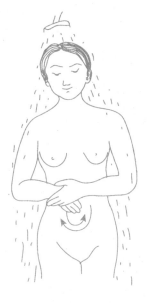

图317　旋揉腹部

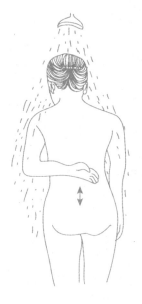

图318　手背按推

【注意事项】

（1）先剪指甲，以免在沐浴按摩的时候弄伤皮肤。

（2）趁热按摩，能够有效刺激身体内部功能。

（3）用力适当，不可过猛。